성장에서 건강, 아름다움과 힐링까지

움직임

움직임

초판인쇄 2018년 9월 10일
초판발행 2018년 9월 10일

지은이 박영찬
펴낸이 채종준
기 획 양동훈
디자인 김정연
마케팅 문선영

펴낸곳 한국학술정보(주)
주소 경기도 파주시 회동길 230 (문발동)
전화 031 908 3181(대표)
팩스 031 908 3189
홈페이지 http://ebook.kstudy.com
E-mail 출판사업부 publish@kstudy.com
등록 제일산-115호(2000. 6. 19)

ISBN 978-89-268-8493-5 13510

성장에서 건강, 아름다움과 힐링까지

움직임

박영찬 지음

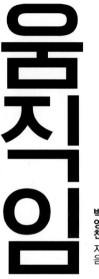

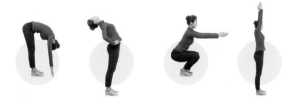

국내 최고의 '움직임 마스터'
박영찬 트레이너가 말하는 생애주기 움직임

MOVEMENT

이담
Books

1.　　　**저는 어렸을 때부터** 몸이 약해 각종 운동을 배우며 학창 시절을 보냈습니다. 그러다가 20세에 오토바이 사고로 외상성 뇌 손상, 척수 쇼크, 쇄골골절, 두개골골절, 하악골골절 등으로 식물인간 상태가 되어 중환자실에서 치료를 받아야 했습니다. 두 달여 만에 기적적으로 의식을 회복하고 8개월 만에 퇴원했지만, 그 후 1년간 재활운동을 해야 했습니다.

그 당시의 재활치료 시스템은 지금처럼 체계적이지 않아서 제가 할 수 있었던 노력이라고는 혼자 병원 바닥을 한쪽 팔로 기는 것뿐이었습니다. 그런데, 신기하게도 열흘쯤 뒤에 발가락에 감각이 돌아오기 시작했습니다. 희망이 생긴 저는 더욱 힘을 내어 바닥에서 할 수 있는 여러 움직임들을 시도했고, 얼마 후엔 점차 일어서고, 걸을 수 있을 정도로 회복되었습니다. 그 후에 두 번의 수술을 성공적으로 받을 정도로 몸은 좋아졌고, 총 2년에 걸쳐 거의 정상적인 몸으로 회복하는 데 성공했습니다.

그 후 저는 물리치료, 카이로프랙틱, 필라테스, 케틀벨, 댄스, 요가, 체형교정 운동, 무술, 골프, 스포츠 의학 등 움직임에 관련된 다양한 공부를 지속하며 사람들에게 필요한 움직임을 가르치는 보디 워커(body worker)의 삶을 살아가고 있습니다.

2.　　　　**사람은 직립보행을 하며** 두 손을 자유롭게 쓸 수 있는 신체로 태어났습니다. 완전한 신체능력을 갖기까지 23년의 성장기를 갖고, 2년간의 성숙기, 그리고 점차적인 노화의 시간으로 75년의 시간을 사용합니다. 성장과 성숙의 시간 동안 행하는 바른 움직임은 신체의 '림프-혈관-신경-뼈-관절-근육-피부'를 건강하게 성장시킵니다. 반면 한쪽으로 치우친 움직임은 올바른 성장과 발달을 방해합니다. 성장 후에도 잘못된 움직임은 우리 몸에 습관으로 남아 한쪽으로 치우친 움직임을 유발합니다. 그 결과 각 기관들의 노화는 빠르게 진행되어 사람마다 각기 다른 신체적 콤플렉스를 가지고 살게 됩니다.

저는 다양한 연령대, 다양한 부위에서 다양한 통증을 호소하는 고객들을 접하며 놀라운 사실을 발견했습니다. 국가대표급 선수나 어린아이, 노인에 이르기까지 대부분의 사람들이 기본 움직임을 수행할 때 어려움을 느끼고, 제한요소가 있었다는 것입니다. 제가 20년간 운동지도를 했던 고객의 수가 15만 명 정도라면 그중 기본 움직임을 어려움 없이 해내는 사람은 약 1%에 불과했습니다.

사람들은 어떻게 누워서 일어나고, 쪼그려 앉고, 일어서고, 걸어야 하는지에 대한 기본 움직임은 모른 채, 엘리트 운동선수들처럼 특정운동만 잘 하려는 노력을 하고 있었습니다. 그러나 저는 특정운동을 하기에 앞서 기본 움직임을 회복해야 한다는 사실을 알리고 싶었습니다.

3.   **인간의 기본 움직임에 대한 결손은** 신체에 근육 불균형과 관절구축, 만성통증을 유발해 우리 몸의 근육을 마음대로 조절하지 못하는 상태를 만듭니다. 근육을 효과적으로 쓰지 못하면 우리 몸에 순환구조와 에너지 대사의 문제를 발생시킵니다. 이런 문제는 움직임을 더욱 제한하여 근육의 무용성 위축(사용하지 않아서 약화된 상태)을 만듭니다.

신경은 모든 움직임을 저장하고, 필요할 때 사용하려고 노력합니다. 뼈와 관절은 적용되는 부하(힘)에 따라 컨디션이 조절됩니다. 근육은 관절의 컨디션과 저장된 신경 작용으로 적절한 수축과 이완을 합니다. 혈관과 림프는 신경-관절-근육의 컨디션에 따라 많거나 적게 흐릅니다. 이 순환구조의 흐름에 따라 장기와 피부는 좋거나 나쁜 컨디션으로 드러납니다.

이렇게 신체의 기관들은 유기적으로 얽혀 서로 영향을 줍니다. 여기에서 중요한 관점은 **효율**입니다. 제한된 에너지를 효과적으로 사용해서 인간의 꿈을 현실적으로 표현하는 것이 움직임입니다. 움직임은 우리의 '삶' 그 자체입니다.

4.   **이 책은 20년 전 제가** 움직임을 통해 어떻게 살아날 수 있었는지에 대한 궁금증에서 시작됐습니다. 현장에서 사람들에게 움직임을 가르치고, 끊임없이 연구했던 내용들을 "움직임(movement)"이라는 주제로 묶어 한 권에 담았습니다. 제가 좋아하는 그레이

쿡의 저서인《Movement》,《Athletic Body in Balance》와 페리의《Gait Analysis》가 전문가를 위한 움직임을 설명했다면, 이 책은 남녀노소 일반인이 보다 쉽게 이해할 수 있는 움직임에 대한 내용을 담았습니다.

저는 효율적인 움직임을 위한 개선방안으로 인간의 기본 움직임에 대한 회복 내용을 소개하려 합니다. 각 관절은 어느 움직임을 할 수 있어야 기능적으로 훌륭한지 평가할 수 있고, 근육운동은 어떻게 해야 하는지, 어떻게 하면 걷기가 좋은 운동이 될 수 있는지, 건강한 생활습관과 특수상황에서의 운동법에 대한 내용을 담았습니다.

저는 여러분이 잘 움직이기를 바랍니다. 여기에 말하는 움직임은 먹고(영양), 활동하고(성장, 자세, 걷기), 배설하고(소화), 잠자고(림프, 혈관), 필요한 운동(근육, 관절)을 하고, 이 모든 것을 조절(신경)하면서 사는 인간의 모든 삶을 이야기합니다. 효율적인 걸음으로 사색과 명상을 즐기면서, 마음의 평화를 유지하고 스스로 활력을 줄 수 있기를 바랍니다. 움직임은 귀찮고 힘든 것이 아니라 건강, 즐거움, 행복을 얻는 쉬운 방법입니다.

이 책이 여러분의 건강하고도 아름다운 삶에 도움이 되길 바랍니다.

박영찬

THE MOVEMENT

I

움직임이란
무엇인가?

1

탄생, 그리고 생명의 움직임

어느 날 한 고객이 아이의 몸이 이상하다면서 사색이 된 채 저를 찾아왔습니다. 당시 3세 였던 아이는 머리가 한쪽으로 기울어진 상태였습니다. 저는 상담을 통해 평소 아이를 한 쪽 방향으로만 눕혀 재운다는 사실을 알게 됐습니다. 이처럼 아기를 한쪽 방향으로만 눕 히면 좌우 비대칭 자세로 성장할 수 있습니다. 이는 사경(머리 기울어짐), 실제 다리길이 차이, 어깨-골반 불균형, 측만증으로 이어질 수 있습니다.

저는 고객에게 아이를 되도록 똑바로 눕혀 재울 것을 권유하며, '좌우 구르기' 운동법과 '일자보행'을 알려 드렸습니다. 하루 세 번 이 운동을 반복한 아이는 4주 뒤에 정상으로 돌 아왔습니다. 다행히 아이가 어려서 금방 회복할 수 있었습니다.

인간은 두 발로 걷기 위한 유전자를 가지고 태어났습니다. 따라서 모든 사람은 두 발로 잘 걷기 위한 공통의 움직임을 0~6세까지 학습하게 됩니다. 구르기, 기어가기, 쪼그려 앉기, 일어서기 등 누운 자세에서 바로 서기까지의 과정을 반복해야 자유로운 직립보행이 가능 집니다. 이 공통의 움직임은 **'신경발달과정'**에 따라 단계별로 발전합니다. 누구에게나 긴 시간이 걸리는 만큼 뼈의 모양새, 근육의 캐릭터, 신경조절능력 등은 사람마다 다르게 발

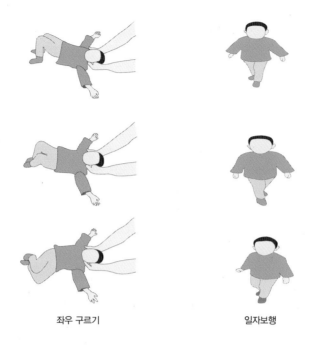

좌우 구르기   일자보행

달합니다. 그래서 '두 발로 서서 걷기'라는 공통 명제에서도 사람의 움직임은 개인마다 차이가 있습니다.

1) 인간의 신경발달과정

모든 인간은 태어난 후 신경발달과정을 거칩니다. 신경발달통합은 단계별로 이루어지는데 신생아에서 6세까지 구르기, 앉기, 기기, 일어서기, 걷기를 반복하면서 척수-뇌간-중뇌-대뇌피질 순서로 발달합니다. 만6세 정도가 되면 기본적인 뼈의 형성이 완성되면서 자신의 몸을 중력으로부터 조절할 수 있는 근육이 첫 번째로 형성됩니다. 이 기간은 아이의 첫 번째 자세가 형성되기 때문에 매우 중요한 시기입니다.

① 출생 직후~3개월

아기가 태어나서 처음 3개월간은 주변 환경에 따라 머리의 위치를 잘 놓기 위해 노력하는 시기입니다. 빛이나 소리를 따라 머리를 회전하기도 하고, 젖병을 입에 넣거나 손과 발을 머리 쪽으로 잡아당기는 움직임을 보입니다. 이 시기에 주로 신체의 굴곡(관절 구부림) 패턴의 움직임이 형성됩니다.

② 생후 3개월

생후 3개월까지는 아기의 머리 움직임이 잘 발달할 수 있도록 포대 기로 아기의 몸통을 감싸 놓는 것이 좋습니다. 아기가 자다가 자신 의 팔 동작에 놀라서 깨기 때문이라는 말도 일리가 있지만, 정확히 표현하자면 머리와 목, 어깨를 연결하는 신경과 근육이 잘 성장하 도록 돕기 위함입니다. 이 시기에 팔을 고정해 놓지 않으면 팔 신경 의 긴장도가 올라가서 나중에 둥근 어깨, 전방 머리, 다한증, 과도한 흉식호흡 등의 원인이 됩니다.

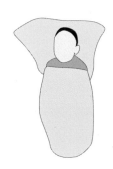

③ 3개월~6개월

이 시기의 아기는 머리와 몸통의 회전 움직임이 발달합니다. 이때 아기는 돌아눕기를 시도하며 엎드린 자세에 도전합니다. 일명 '배밀이'를 주로 하는 때입니다. 하지만, 배밀이 자세보다 양쪽으로 구르는 모습을 더욱 중요하게 관찰해야 합니다. 이 시기에 한쪽으로만 구르기를 하면 사경, 측만증, 짝다리의 원인이 될 수 있습니다. 한쪽으로만 누워서 자는 습 관은 한쪽 구르기만을 촉진하는 원인이 됩니다. 아기는 좌·우측 모두 자유롭게 돌아누울 수 있어야 합니다. 아기가 한쪽으로만 돌아누우려는 움직임을 보인다면 부모는 반대쪽으 로도 돌아누울 수 있도록 도와야 합니다.

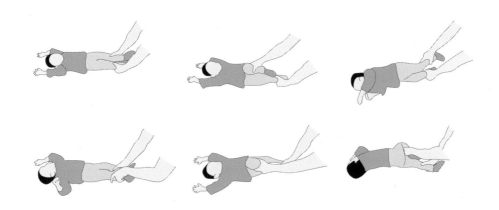

④ 6개월~9개월

이 시기의 아기는 엉금엉금 기는 움직임을 주로 합니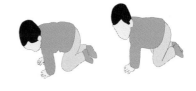
다. 머리, 몸통의 신전 움직임을 획득하고, 그와 동시
에 어깨와 엉덩이 관절의 체중 부하 능력을 획득하는
시기입니다. 손과 무릎을 이용해 기어 다니다가 스스
로 앉아서 몸의 균형을 유지하기도 하고, 독립된 손

의 유희를 즐기는 움직임을 주로 하는 시기입니다. 아기의 골반과 하지 형성에 필요한 움
직임을 충분히 해주어야 나중에 두 발로 걷는 데 필요한 힘이 생깁니다. 이 시기에 보행기
를 사용하는 것은 너무 이르기 때문에 주의해야 합니다. 너무 이른 보행기의 사용은 자주
넘어지는 원인을 제공합니다.

⑤ 9개월~12개월

이 시기의 아기는 두 발에 체중을 싣고 일어서는 움직임에 도전합니다. 벽이나 서랍장을
잡고 일어서거나 손을 뗀 채 몇 발짝 걷기도 하지만, 주된 움직임은 걷기 동작의 전 단계
인 '딥스쿼트'입니다. 발목과 엉덩이 근육이 최대 수축, 최대 이완을 경험하는 시기이므로
일어서는 과정을 도울 필요는 없습니다. 수천 번 넘어지는 과정을 겪으면서 두 발로 서기

에 대한 안정성을 획득하는 시기입니다. '우리 애는 남들보다 빨리 걷고 뛴다'며 무리하게 걷는 훈련을 시키는 것은 좋지 않습니다. 신경 - 근육 - 뼈 - 관절의 움직임이 발달하는 데에는 단계별 시간이 필요합니다.

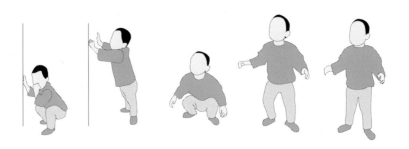

⑥ 12개월~15개월

이 시기의 아이는 독립적으로 걷는 움직임에 도전합니다. 이 시기에 넘어지는 과정을 반복하면서 동적 균형감각을 획득하지만, 어른들은 아기의 안전에 집중해야 합니다. 스쿼트를 통한 일어서기 과정에서 발생할 수 있는 사고와는 비교도 안 될 만큼 머리에 심각한 손상을 입을 수도 있습니다. 걷다가 넘어지면서 겪게 되는 두려움은 아이의 근육 긴장도에 직접적인 영향을 미치기 때문에 무엇보다도 안전에 주의해야 하는 시기입니다.

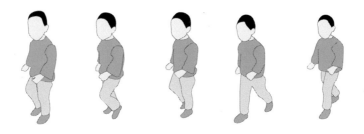

⑦ 15개월~24개월

이 시기의 아이는 독립적으로 뛰는 움직임에 도전합니다. 극한 기쁨이나 두려움은 아이를 뛰게 만들고, 아이의 감정에 따라 움직임이 정적이거나, 동적일 수 있습니다. 아이의 언어가 발달하면서 대화가 가능해지는 시기이기 때문에 아이들의 움직임은 스스로의 'yes', 'no'에 따라 달라집니다. 아기에게서 'yes'를 유도하며 다양한 움직임을 경험하도록 돕는 것이 성장에 좋은 결과를 줄 수 있습니다.

⑧ 24개월~36개월

이 시기의 아이는 대소변을 조절하는 움직임을 갖습니다. 이 과정을 통해 자기통제의 움직임을 터득합니다. 움직임에 대한 자율성이 형성되는 과정에서 부모와의 의견대립은 배변에 대한 안 좋은 감정을 가지게 합니다. 지나친 배변 훈련은 아이가 배변을 억지로 참게 만드는 요인이 될 수 있습니다. 이는 성인이 된 후에도 정신적 후유증을 남길 수 있으므로 부모의 적절한 칭찬과 보상이 필요한 시기입니다.

⑨ 36개월~6세

36개월~6세까지는 자신의 모든 움직임을 통제할 수 있는 시기입니다. 그래서 놀이형태 또는 학습형태에 상관없이 그때마다 매번 다른 계획성, 주도성, 도전성, 충동성 등을 보이는데, 아이의 지적 호기심에 근거한 주도성 갖기 움직임이 활발할 때입니다. 이때 부모의 반응에 따라 자신의 주장에 대한 죄의식이 형성되기 때문에 아이의 의견을 존중하고 들어주는 움직임이 필요합니다.

⑩ 6세 이후

이 시기의 아이는 부모 외에 유치원이나 학원 등지에서 만난 다른 사회구성원들의 영향을 받기 때문에 움직임을 일반화하여 단정 짓기 어렵습니다. 일반적인 노화에 대한 관점으로 다음 장에서 설명하겠습니다.

2) 신경 발달 과정의 중요성

이렇게 사람은 6세까지 단계별로 움직임을 획득합니다. 머리의 움직임에서부터 몸통－팔－다리까지 순차적으로 발달하고, 이 과정을 통해 형성된 움직임은 평생 영향을 미칩니다. 이 시기를 뼈의 입장에서 보면 일차 골화시기(0~6세)입니다. 사람은 일차 골화 과정을 통해 첫 번째 자세가 형성됩니다. 특히, 이때 형성된 대퇴골두의 모양이나 발과 발목구조 그리고 호흡구조는 개인의 자세에 평생 영향을 미칩니다.

따라서, 우리가 집중해야 할 부분은 걷기, 뛰기와 같은 결과보다 걷기, 뛰기를 가능하게 만들었던 과정 단계의 움직임입니다. 누구나 걷기 위해서 구르기를 했고, 손바닥과 무릎을 이용해 기어 다녔으며, 딥스쿼트 통해 일어서고 걸었습니다. 구르기를 통해 몸의 코어가 형성되고, 기는 과정에서 어깨와 골반의 힘과 유연함이 생기고, 딥스쿼트를 통해 중력을 이겨내는 활동을 배웠습니다.

이처럼 경험을 통해 모든 움직임을 획득했으니, 우리는 신경발달과정에 있는 모든 동작과 딥스쿼트를 할 수 있어야 합니다. 하지만 대부분의 현대인들은 '의자'라는 문명의 도구에 익숙해져 본연의 움직임을 잃어버린 채 살고 있습니다. 특히 6세 전의 아이들이 너무 일찍 의자생활에 적응해서 충분한 신경발달과정을 경험하지 못하는 현실을 볼 때면 안타까운 마음입니다.

아기가 충분히 누워있는 시기를 거쳐서 스스로 구를 때까지 기다려줘야 합니다. 사람은 선천적으로 반사작용을 가지고 태어나므로 아기는 스스로 돌아눕기를 획득할 수 있습니다. 4개월도 안된 아이를 엎어 놓고 억지로 머리 들기 훈련을 시키는 것은 아기의 입장에서 가혹한 일입니다.

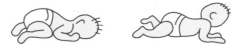

돌아눕기를 획득한 아이는 본인 힘으로 머리 들기를 연습하고 이어서 기어가기 위한 노력을 합니다. 기어가는 노력을 충분히 해야 몸통과 골반조절능력이 생겨서 혼자 힘으로 앉을 수 있습니다. 기어 다니는 움직임 대신 혼자 앉혀 놓는 훈련 역시 아기에게 가혹한 일입니다.

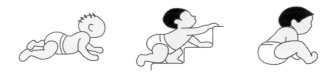

충분히 기어 다니고 혼자 앉을 수 있는 능력을 획득한 아이는 일어서는 움직임을 시도합니다. 혼자 힘으로 딥스쿼트 동작을 충분히 반복해야 걸을 때의 안전성을 획득할 수 있습니다. 너무 이른 시기에 혼자 일어서는 과정을 어른이 도와준 뒤 걸음마 연습을 시키는 것도 아기에게는 무리가 될 수 있습니다.

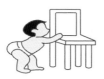

이런 단계별 움직임 획득과정에서 받은 스트레스는 평생에 걸쳐서 개인에게 영향을 줍니다. 사람의 움직임은 '신경발달과정'에 영향을 받습니다.

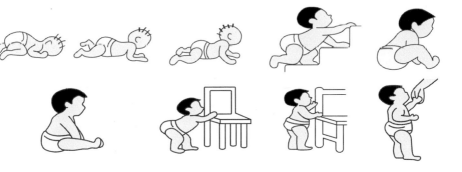

Motor Control(Develop)

신경 발달 과정: **돌아 눕기 > 기어가기 > 앉기 > 일어서기 > 걷기 > 뛰기**

2

연령대별 몸의 움직임

요람에서 무덤까지 인간의 움직임에는 성장과 퇴화가 있습니다. 그리고 상시 적용되는 중력은 우리의 근육을 쉬게 하지 않습니다. 우리는 중력 안에서 자세를 유지하고, 움직이고, 호흡하고, 소화 과정을 통해 몸의 에너지를 만들어 내고 찌꺼기를 배출합니다. 이러한 과정은 모든 연령대에 적용됩니다. 잘 먹고, 잘 싸고, 잘 자고, 잘 움직이는 것이 우리의 삶인 것입니다. 이 과정에 문제가 생기면 나이가 들수록 더욱 힘들어지는 상황이 됩니다. 이는 스트레스를 가중하고 부정적인 감정과 부적절한 컨디션으로 이어져 심신의 질병을 유발할 수 있습니다. 그렇다면 사람의 몸은 연령대별로 어떻게 성장하고 약화될까요?

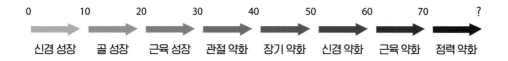

보통 10세까지는 신경이 빠른 성장을 이루는 단계입니다. 뇌부터 모든 말초신경이 성장해 기본 골격을 이루고 이를 효과적으로 사용할 방법을 익히는 시기입니다. 그래서 이때에는 지성, 감성, 운동신경, 음식에 대한 바른 인식, 예술 등에 대한 경험이 풍부할수록 좋습니다. 하지만 '조기교육'이라는 명목으로 오랜 시간 의자에 앉아 공부할 것을 요구하거나, 장기간 특정 운동만 시키거나, 짱구 머리 만든다고 옆으로만 눕혀 재운다면 아이의 바른 성장을 기대할 수 없습니다. 이 시기에는 놀이를 통해 아이의 신경이 골고루 발달할 수 있도록 돕는 것이 좋습니다.

10~20세의 청소년 시기에는 뼈의 성장이 이루어집니다. 성장 호르몬의 영향으로 변성기-사춘기를 지나면서 뼈의 성장이 눈에 띄게 드러나는 시기입니다. 이때는 근육발달속도가 뼈의 발달속도를 못 따라가기 때문에 연골연화증이나 측만증 같은 뼈의 변형이 발생하기 쉽습니다. 뼈가 자라는 속도만큼 근육의 증가가 필요한 시기지만, 한쪽으로 치우친 과한 근력 운동은 청소년의 성장을 방해합니다. 따라서 이 시기에는 다양한 스포츠를 충분히 경험하는 게 중요합니다. 각 스포츠에서 중요시 되는 기본자세 교육을 통해 청소년들은 자연스럽게 자신의 몸에 집중할 수 있습니다.

20~30세의 청년 시기에는 근육의 활동이 눈에 띄게 나타납니다. 일반적으로 사람의 몸은 23세까지 성장을 하고, 약 2년 동안 성숙의 시기를 거치며, 25세 이후부터 인간의 모든 기관이 점진적으로 퇴화합니다. 20대의 청년들은 충분히 자란 몸을 자신의 의지대로 쓸 수 있는 시기입니다. 가장 활동적인 시기이므로 근육 좌상, 인대 염좌 등을 많이 경험하게 됩니다. 그런 과정을 통해서 자신의 몸에 관심 갖게 되고, 자신만의 목표를 세워 몸만들기에 열중하게 됩니다. 근력운동을 하기에 아주 적합한 시기입니다.

30~40세의 성인 단계는 그동안의 신경-뼈-근육발달에 대한 결과치를 경험하는 시기입니다. 처음으로 몸의 퇴화를 경험하면서 '몸이 예전 같지 않다'는 말을 시작하게 됩니다. 그간 살아온 생활습관의 결과가 나타나는 시기라고 할 수 있습니다. 자신이 관심 갖고 최고로 잘했던 움직임, 즉 신경과 뼈와 근육이 집중했던 움직임에 대한 결과로 관절에 무리

가 오는 것을 느낍니다. 척추 후관절 증후군, 관절불안정증 같은 불량자세에서 비롯된 질환을 경험하게 됩니다. 잘못된 자세를 습관처럼 반복했던 결과가 나타나는 것입니다. 이때에는 필라테스나 요가처럼 신체에 무리를 주지 않는 움직임을 경험하는 것이 좋습니다. 힐링에 도움이 되는 움직임을 통해서 몸과 마음을 다스리기에 적합한 시기입니다.

40~50세의 중년 단계는 장기에 대한 불편함을 느끼는 시기입니다. 끼니를 자주 거르거나 과식, 편식, 음주, 스트레스 등은 내장기의 질병과 퇴화를 일으켜 위장하수(장기가 처지는 증상)를 유발합니다. 젊은 시절처럼 충분한 근력 운동과 유산소 운동을 하지 않으면 근골격계의 변화로 인해 장기의 힘도 점차 약해집니다. 서기-걷기-뛰기는 장의 연동운동을 도와 소화기능을 촉진합니다. 때문에 근육, 관절의 약화는 장기의 약화로 이어질 수 있습니다. 이 시기에 가장 중요한 움직임은 식사의 양적, 질적 조절입니다. 운동과 식사를 조절해야 건강을 유지할 수 있습니다.

50~60세의 장년 단계는 신경이 약화되는 시기입니다. 건망증이 심해지기도 하며, 육체적인 관심이 점점 줄어들고 삶에 대한 통찰력에 집중하는 시기이기도 합니다. 50대 전까지의 인생 경험은 몸의 내적, 외적 상태를 분명히 인지시키고 보다 안정적인 새로운 사고를 트이게 합니다. 다만, 대부분의 혈액이 약해진 근육과 뼈를 치료하느라 바빠 뇌까지 신경 쓸 겨를이 없어집니다. 이런 이유로 건망증이 심해지고, 뇌혈관 질환이 많이 발생하는 시기이기도 합니다. 마음은 청춘인데 몸이 안 따라주는 것 같아 우울감이 심해지는 시기이기도 합니다. 따라서 이때에는 많이 웃는 즐거움과 관련된 움직임이 좋습니다.

60~70세의 노년 단계는 실제적인 근육의 힘이 떨어지기 시작하는 시기입니다. 근력운동을 해도 쉽게 효과가 나타나지 않고, 무리한 근력운동은 오히려 관절염을 악화시킵니다. 근육 힘이 부족하기 때문에 움직임도 눈에 띄게 줄어듭니다. 이 시기에는 관절가동성(유

연성) 유지에 집중하는 것이 좋습니다.

70세 이후는 삶에 대한 정력이 약해지는 단계입니다. 인생의 긴 시간 동안 모든 기관의 퇴화를 겪으면서 쌓아 올린 삶의 지식과 지혜는 도서관의 크기만큼 엄청납니다. 이런 지혜와 인생의 노하우를 후손들에게 물려주며 생활의 활력을 찾아야 합니다. 자칫 삶에 대한 애착이 떨어지며 무기력함을 느낄 수 있기 때문입니다. 이 시기는 '사람과의 소통'이라는 움직임이 더욱 필요합니다.

80세 이후의 삶은 기존의 라이프 스타일에 따라서 결정됩니다. 기존의 건강한 삶 그대로 살 수도 있고, 질환에 시달리면서 병원 신세를 질 수도 있습니다. 노년에 병치레하면서 살고 싶지 않은 사람들의 염려가 현실적으로 나타날 수 있는 시기입니다.

개인의 라이프 스타일에 따라 위에서 언급한 증상들이 각자 다른 시기에 오기도 합니다. 어떤 사람은 보다 빨리 혹은 천천히 경험을 합니다. 흔히 '젊어 보인다', 혹은 '늙어 보인다'라는 말을 듣기도 하고, '아파 보인다', '살 빠져 보인다' 등 그 나이에 맞는 모습을 예상하고 비교하면서 사람들이 표현을 합니다.

시기마다 필요적절한 움직임은 그 나이를 책임질 수 있는 사람으로 만들어 줄 수 있습니다. 안티에이징(anti-aging)보다는 프로에이징(pro-aging)이 좋습니다.

3

정적 움직임과 동적 움직임

1) 측만증과 보행

H 병원에서 교정치료할 때의 일입니다. 저는 막 치료실을 나가는 측만증 학생을 다시 불러 세웠습니다. 걷는 모습이 심상치 않았기 때문입니다.

좌측 다리의 유효길이가 우측보다 상대적으로 길었던 그 학생은 좌측 발은 안짱(toe-in)으로 우측 발은 팔자(toe-out)로 걷는 움직임을 보였습니다. 저는 그 학생에게 올바른 걷기 방법을 알려주고 바르게 걸어야 측만증이 좋아질 수 있다고 강조했습니다.

그 학생은 고3이었기 때문에 매주 한 번 병원을 방문하는 것 외에 많은 시간을 치료나 개인운동에 할애할 수 없었습니다. 때문에 평소 앉는 습관과 잠잘 때 자세, 개인운동, 그리고 올바른 걷기에 대한 인지교육을 강조할 수밖에 없었습니다. 하루 중 병원에 있는 2시간보다 나머지 22시간을 어떻게 보내느냐가 이 학생에게는 중요했습니다. 실제로 몸의 변화는 자가인식에서부터 시작되기 때문입니다. 특히, 바른 걷기는 바른 자세에서 시작된다는 부분을 강조하고 이해시켰습니다.

대부분의 사람들은 걷기와 자세를 전혀 다른 것으로 인식합니다. 하지만 이 둘은 서로 같은 개념입니다. **걷기는 '동적 움직임'이고, 자세는 '정적 움직임'입니다.** 걷기와 자세는 사람이 태어나고 성장하면서 자연스럽게 획득하는 움직임입니다. 바로 누운 자세에서부터 구르고, 서고, 걷기까지 누구나 겪는 움직임입니다. 이 움직임은 새로운 환경으로부터 자신의 자세를 안전하게 유지하고, 효과적으로 이동하기 위해 사용됩니다. 상황에 따라 정적 움직임과 동적 움직임으로 나타나기 때문에 결과적으로 **자세나 걷기는 모두 고유한 그 사람만의 움직임**이라는 뜻입니다.

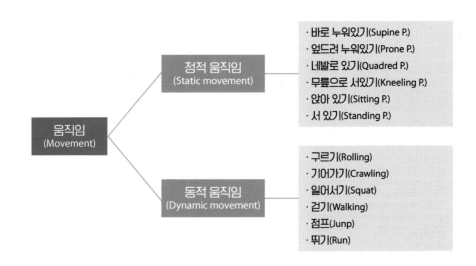

새는 비행에 적합한 골격구조를, 물고기는 잘 헤엄치기 위한 골격구조를 가졌듯 사람은 직립보행을 위한 골격구조를 가지고 있습니다. 잘 걷기 위한 자세가 바른 자세입니다. 사람은 태어나서 성인이 될 때까지 수많은 움직임을 반복하며 바른 자세를 찾기 위해 노력합니다. 잘 걷기 위한 성장 과정은 단계별로 획득됩니다. 앉아있지 못하는 아이가 일어설 수 없습니다. 잘 서 있지 못하는 아이가 걸을 수 없습니다. 잘 걷지 못하는 아이가 뛸 수 없습니다. 바로 전 단계의 운동신경을 성취해야 다음 단계의 움직임을 할 수 있습니다. 이것은 걷는 자세가 안 좋다면 바로 그 전 단계인 서 있는 자세가 좋지 않다는 것을 뜻합니다. 그래서 걷는 자세와 바른 자세는 같다고 볼 수 있습니다.

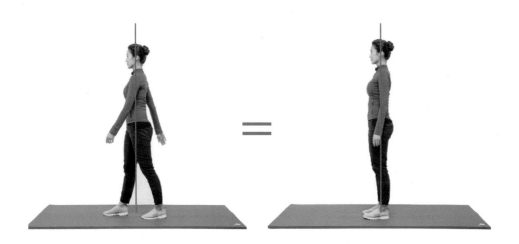

불량한 자세의 걸음걸이를 상상해볼까요? 머리를 앞으로 내밀고, 등은 구부리고, 어깨는 늘어뜨리고, 골반은 비대칭으로 움직이고, 무릎은 벌어지고, 한쪽 발은 땅에 끌리지 않을까요? 이때 자세를 교정하지 않고 방치한다면 한 부위 통증으로 인해 걸음걸이는 더욱 경직되고 다리를 넓게 벌린 채 걷게 될지도 모릅니다.

만성통증은 통증을 피하기 위한 다른 부위의 보상동작으로 인해 이차 통증을 유발합니다. 결국 '**불량자세→질환→불량움직임(보상동작)→이차 질환→불량자세**'라는 악순환이 반복됩니다. 그리고 이것은 불량걸음으로 이어지고, 그 걸음걸이는 고착됩니다. 병원에서 치료를 잘 받아도 걸음걸이가 바뀌지 않으면 악순환의 고리는 끊어지지 않습니다. 그래서 우리는 바른 자세와 바른 걷기를 통해 질병을 예방하거나 치료하기도 합니다.

4

바른 움직임은 근육의 몫

어느 날 제게 근육학을 가르쳐 주던 스승님께서 말씀하셨습니다.

> "사람의 몸은 불수의 근육과 수의 근육으로 나누어져 있는데, 우리가 수의 근육을 뜻
> 대로 쓰지 못한다면 우리가 사람입니까? 가슴을 펴고 척추를 반듯이 세우는 일이 중요
> 하지 않습니까? 그 노력은 누가 합니까? 근육이 하지 않습니까? 근육을 만지는 사람이
> 근육을 제대로 쓰지 못한다면 모든 공부가 헛된 것이 아닙니까?"

함께 식사하던 중이었는데 구부정한 저의 자세를 보고 하신 말씀이었습니다. 근육은 우리
의 의지이자 결과이기도 합니다. 근육은 인격체로서 우리에게 여러 가지 표현을 합니다.
'나 긴장했어', '일 많이 해서 피곤해', '지금 관절균형이 한쪽으로 밀리고 있어', '나 끊어
질 것 같아', '인대가 약해져서 내가 힘써야 해', '체온을 올리기 위해 수축할 거야' 등. 근
육의 상태는 결과적으로 뼈로 이어져 관절의 변화와 자세의 변화를 가져오고, 이것은 신
경과 혈액, 장기에까지 영향을 줍니다.

특히 뼈와 관절은 근육의 영향을 받아 형성되기 때문에 이미 굳어진 자세를 바로 잡으려

면 근육의 후천적인 노력이 필요합니다. 살면서 바른 자세를 잡는다는 것은 근육을 잘 쓴다는 말과 같습니다. 우리가 노력한 만큼 근육은 바르게 움직이고, 바른 움직임은 우리의 삶으로 이어집니다.

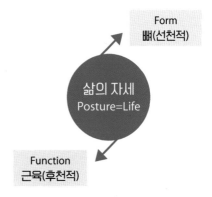

움직임은 '인생'입니다.
대부분의 사람들은 직립보행을 하며 두 손을 자유롭게 사용합니다. 완전한 신체능력을 갖기까지 23년의 시간이 걸립니다. 이때 인간은 신경–뼈–관절–근육–피부를 성장시킵니다.

이 과정에서 인간의 공통된 움직임은 누워서 일어나기, 쪼그려 앉기, 일어서기, 서서 몸통 앞으로 숙이기, 서서 몸통 뒤로 젖히기, 만세 하기 등입니다. 만약 이 동작들의 완성도가 떨어지면 통증과 관절구축이 발생하여 우리 몸의 근육을 마음대로 조절하지 못하는 상태가 됩니다. 근육을 효과적으로 쓰지 못하면 순환구조와 에너지 대사에 문제가 발생해서 우리 몸에 각종 문제가 발생합니다. 근육의 무용성 위축은 우리 몸의 노화를 촉진합니다.

우리는 25년간 성장하고 75년간 퇴화하는 삶을 살고 있습니다. 신경은 새로운 것과 익숙한 것을 둘다 좋아합니다. 뼈와 관절은 압박과 신연을, 근육은 수축과 이완을 좋아합니다. 혈관과 림프는 신경–관절–근육의 컨디션에 따라 많거나 적게 흐릅니다. 이 순환구조의 흐름에 따라 장기와 피부는 좋거나 나쁜 컨디션으로 나타납니다.

이렇게 신체의 기관들은 서로 유기적으로 관계하면서 영향을 줍니다. 여기에서 중요한 관점은 효율입니다. 제한된 에너지를 효과적으로 사용해서 인간의 꿈을 현실적으로 표현하는 것이 움직임입니다. 움직임은 '인생'입니다.

5

아프고 또 아픈 이유

1) 만성통증 증후군

어느 날 50대의 여성 고객이 천장관절 증후군과 이석증, 부정맥 등의 문제로 저를 찾아왔습니다. 평소 오랜 시간 의자에 앉아 연구하거나, 서서 강의해야 하는 직업을 가졌던 환자는 처음엔 쪼그려 앉기, 의자 앉기, 걷기, 누워서 일어나기 등 모든 동작이 부자연스럽다가 교정 운동을 통해 점점 회복되던 중이었습니다. 그러던 어느 날 제게 "언제까지 이렇게 아파야 하나요?"라는 질문을 했습니다.

그 분은 당시 골반의 좌우 대칭이 맞지 않아 천장관절 인대가 손상된 데다 오랫동안 움직이지 않은 결과로 몸이 전체적으로 약해진 상태였습니다. 또한 머리가 갑작스러운 움직임에 대비하지 못하는 상태에서 어지러움을 발생시키는 이석증 때문에 코어 컨트롤 능력을 키워야 했습니다. 코어의 힘이 자연스럽게 온몸에 작용할 수 있도록 복근운동을 완성한다면 더 좋아질 수 있기 때문입니다. 특히 몸의 중심이 있는 코어의 힘이 무너져 있었기 때문에 팔다리의 대칭을 맞추는 스트레칭과 코어강화 운동법, 졸업포인트에 대해 설명해드렸습니다.

일반적으로 모든 운동은 완성도를 위한 노력이 필요합니다. 호흡은 어떻게 하는지, 얼마의 중량을 몇 회 들어야 하는지, 그 과정을 몇 번 반복해야 하는지 목표치를 정해야 합니다. 그리고 그 동작을 완성했다면 조금 더 어려운 동작으로 바꿔야 합니다.

특히, 만성통증을 없애기 위해서 우리의 움직임에는 졸업포인트를 설정해야 합니다. 여기서 '졸업포인트'라는 말은 '동작의 완성도를 높인다'라는 표현입니다. 대표적인 예로 만성요통 완화를 위한 '졸업포인트=복부 힘으로 일어나기'라는 코어 컨트롤 동작을 설명하겠습니다.

2) 복부 힘으로 일어나기(Roll up)

이 동작은 복부 근육의 수행능력(core control)과 척추의 분절가동성을 확인할 수 있는 움직임입니다. 이 움직임은 잠자리에서 일어나기, 오랜 시간 서 있기, 대소변 참기, 스포츠활동 등과 관련이 있는데, 특히 이 동작이 안 되면 허리의 힘이 약해집니다. 이 동작을 10회 정도 무리 없이 할 수 있다면 통증 졸업, 20회 정도 할 수 있다면 건강한 척추, 30회 정도 할 수 있으면 굉장히 강한 허리를 가진 사람이라고 할 수 있습니다.

① 바로 누운 자세에서 두 팔을 천장 쪽으로 뻗습니다.
② 들숨에 두 팔을 머리 쪽으로 향했다가 다시 원위치 시킵니다. 이때 배꼽은 바닥에 붙인다는 느낌으로 복부에 힘을 줍니다.
③ 호흡을 내쉬면서 머리 - 경추 - 흉추 - 요추부 - 골반을 순차적으로 구부리며 일어납니다. 이때 목에 힘을 주거나 반동을 사용하지 않고 복부의 힘으로 일어나도록 노력합니다.
④ 몸통이 구부러진 상태에서 동작을 멈추고 숨을 들이마시며 다음 동작을 준비합니다.
⑤ 숨을 내쉬면서 역순으로 골반-요추-흉추-경추 - 머리 순으로 매트에 닿도록 눕습니다.

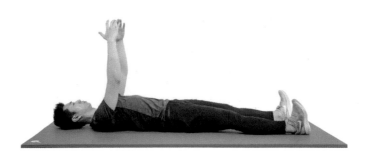

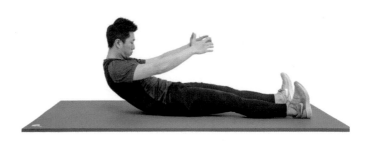

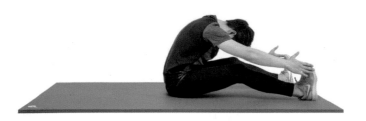

- 시선은 항상 배꼽을 향하도록 노력합니다.
- 머리를 들 때에는 먼저 턱을 목 쪽으로 잡아당긴 채로 들어줍니다.
- 최대한 척추 각 분절 움직임을 느끼면서 실행합니다.
- 처음에는 두 다리를 벌리고 시행하고 점점 잘하게 된다면 모으고 합니다.
- 잘 안 된다면 2~4kg 덤벨이나 2리터짜리 물통을 두 손으로 들고 시도합니다. 그래도 안 되면 이보다 낮은 단계의 운동으로 바꾸어 줍니다.

이렇게 책상다리, 앉은 자세에서 일어나기, 쪼그려 앉았다가 일어나기, 팔굽혀펴기, 턱걸이, 물구나무서기 등을 포함한 여러 헬스, 요가, 필라테스 동작에도 졸업포인트가 있습니다. 난이도에 따라 본인에게 적합한 운동을 정해진 시간 내에 해주는 것이 좋습니다. 특히, 통증을 조절하기 위한 운동과 근력을 강화하는 운동, 전신지구력 운동, 유산소 운동, 스포츠 활동 등은 특별히 서로 구별해주는 것이 좋습니다.

운동은 만병통치약이 아닙니다. 운동은 우리의 움직임을 통해서 우리 몸과 뇌와 심장이 서로 교감을 나누는 시간입니다. 뇌가 앞서면 목표치를 너무 높게 정하게 되고, 심장이 앞서면 너무 오랜 시간을 필요로 하고, 몸이 앞서면 너무 쉬운 운동만 찾게 됩니다. 적절한 동작과 강도를 설정하는 것이 운동에서 가장 중요합니다.

만성통증이 있는 경우에는 분명히 움직임이 제한된 관절이 있습니다. 목, 어깨, 팔꿈치, 손, 척추, 골반, 무릎, 발목 등의 관절 움직임 중 어느 부분이 잘 움직이지 않기 때문에 만성통증이 생기는 것입니다. 그래서 각 관절 움직임을 졸업해야 만성통증에서 해방될 수 있습니다. 뒷장에서는 각 움직임별 졸업 포인트에 대한 설명이 소개될 예정입니다.

6

인간의 기본 움직임

직립보행을 하는 인간의 골격구조는 일차적으로 만6세까지 신경발달과정을 거쳐서 만들어지고, 그 후 사춘기를 통해 이차적인 뼈의 성장을 마치고, 성장을 마친 뼈 위에 근육이 성장한 후에 라이프 스타일에 따라서 점진적인 퇴화를 겪습니다.

중력이라는 공통과제에 놓인 인간의 몸은 누운 자세에서부터 앉고 서고 걷고 뛰기 등의 필요에 따라 다양하게 움직입니다. 그 움직임에는 근력과 근지구력, 전신지구력, 심폐지구력, 순발력, 유연성 등을 각각 필요로 하고 이들의 기능이 부족하면 신체조직손상으로 이어집니다.

만약, 특정 근육의 유연성과 관절의 가동성이 부족하면 인접한 다른 관절에 과가동성(불안정함)의 문제를 만들어 손상을 입게 됩니다. 그리고 관절의 가동성 제한은 근력과 심폐기능을 높이기 위한 운동을 할 수 없게 만듭니다. 부족한 발목의 가동성은 무릎을 상하게 하고, 부족한 골반의 가동성은 허리를 상하게 합니다. 부족한 어깨의 가동성은 목을 상하게 합니다.

비가동성을 가진 부위에 대한 표현을 전문용어로 장해(impairment)라고 합니다. 이것이 심해지면 누워있기, 앉아있기, 서기, 걷기 등 어떠한 동작도 하기 어려운 불능(disability)의 상태가 되고, 더욱 심해지면 사회활동이 어려워지는 장애(handicap) 상태가 됩니다.

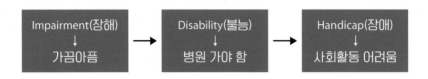

장해를 해결하려면 각각의 제한요소를 해결하기 위한 근육 운동을 3세트 이상 실시합니다. 확실한 변화가 있으면 근육문제라고 볼 수 있습니다. 이는 근육의 작은 문제이기 때문에 운동을 통해 개선할 수 있습니다. 그러나 7세트 이상 실시하고도 약간의 변화만 있으면 관절 조직의 문제로 볼 수 있습니다. 관절의 문제는 불능(disability) 상태입니다. 근육문제보다 관절조직의 문제 해결을 위해서는 더욱 많은 시간이 걸립니다. 그래서 근육의 문제는 자가 스트레칭으로 해결할 수 있지만, 관절 조직의 문제는 자가 스트레칭만으로는 해결하기가 힘들기 때문에 전문가의 도움을 받아야 합니다.

자, 그럼 움직임에 대한 평가는 어떻게 할까요? 어떤 움직임을 평가해야 할까요? 움직임의 객관적인 기준은 어떻게 세울까요? 부족한 움직임을 회복하려면 어떻게 움직여야 할까요? 각 움직임별 졸업포인트는 어떻게 될까요? 이제부터, 모든 사람들에게 해당되는 공통된 움직임을 평가해 보겠습니다.

1) 서서 앞으로 몸통 숙이기(stand flexion control)

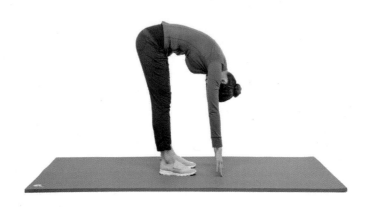

서서 앞으로 몸통 숙이기를 할 때 손바닥이 바닥에 닿으면 100점(**졸업포인트**), 주먹이 닿으면 90점, 손끝이 닿으면 80점, 손끝이 바닥에서 10cm 정도 떨어지면 70점, 바닥에서 20cm 이상 떨어지면 60점으로 점수를 매깁니다.

이 동작은 엉덩이 관절과 척추의 구부림과 관련된 유연성의 정보를 줍니다. 설거지, 세수-머리 감기, 신발 신기, 물건 줍기, 특히 유아 돌보기에서 흔히 나타나는 패턴의 움직임입니다. 만약 앞으로 숙이기가 잘 안 된다면, 일상생활에서 앞으로 숙이는 모든 동작에서 척추에 스트레스를 받고 있다는 것을 의미합니다. 특히 엉덩이 관절의 유연성은 허리에 적용되는 부하에 직접 영향을 미칩니다. 척추의 구부림보다 엉덩이 관절에서의 구부림이 많아야 질적으로 좋은 움직임이라 할 수 있습니다.

2) 서서 몸통 뒤로 젖히기(stand extension control)

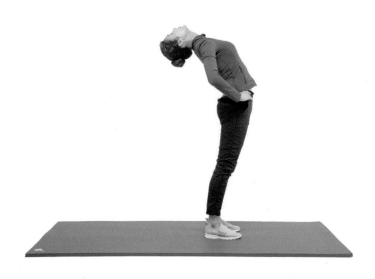

서서 몸통 뒤로 젖히기를 할 때 가슴 면이 천장과 수평이 될 정도로 젖힐 수 있다면 100점 **(졸업포인트)**입니다. 이 동작은 엉덩이 관절의 폄 작용과 척추의 폄 능력을 확인할 수 있는 움직임입니다.

이 움직임이 잘 안 된다면 바로 누워 잠자기, 쇼핑하기, 걷기, 뛰기와 관련된 생활에서 불편함을 겪게 됩니다. 바르게 서 있는 자세를 보다 적은 힘으로 유지하려면 서서 몸통 뒤로 젖히기에 대한 유연성이 필요합니다. 뒤로 젖혀지는 유연성이 부족하다는 것은 몸이 앞으로 구부러지는 근육작용이 많다는 것을 의미합니다. 이것은 바르게 누워 있기를 방해하고 옆으로 누워 잠자기를 유도해서, 결과적으로 구부정한 자세의 원인이 됩니다.

3) 두 발 모으고 쪼그려 앉기(full squat)

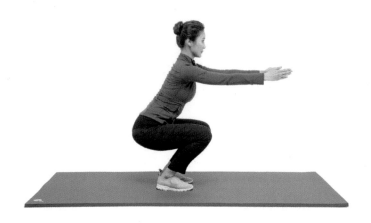

두 발 모으고 쪼그려 앉기를 할 때 엄지발가락을 서로 붙인 차렷 상태에서 뒤꿈치를 바닥에 붙인 상태로 앉을 수 있다면 100점(졸업포인트)입니다. 자신의 발 하나 간격으로 발을 벌린 상태에서 앉을 수 있다면 90점, 두 개 간격이면 80점, 세 개 간격이면 70점, 발끝을 바깥으로 벌려서 앉으면 60점입니다.

이 움직임이 잘 안 된다면 양말 신기, 바닥에서 무거운 짐 들어 올리기, 의자에 오래 앉아 있기, 화변기(쪼그려 앉아 사용하는 변기) 사용의 어려움, 영아 돌보기 등의 생활에서 불편함을 느낍니다. 부족한 발목의 유연성은 무릎에 더 큰 부하를 줍니다. 그 결과 무릎을 구부리고 펴는 스쿼트 동작이나, 계단 오르내리기를 할 때 불편을 느낍니다. 그리고 이것은 앞으로 구부러지는 동작에서 무릎의 구부림보다는 척추의 구부림 동작을 더 사용하게 합니다. 결국 부족한 발목의 유연성은 무릎부상과 척추부상으로 이어질 수 있습니다.

4) 가슴 펴고 팔 벌리기

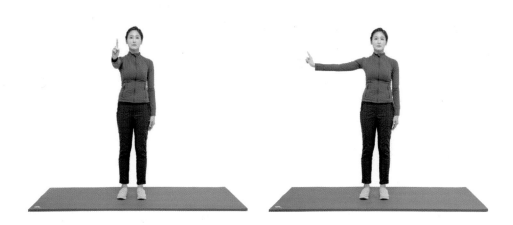

이 동작을 할 때 검지나 팔에 찌릿하거나 멍한 느낌의 이상 감각이 오면 팔 신경이 유연하지 않음을 뜻합니다.

손의 위치가 몸통 뒤까지 돌아가도 검지에 이상 신호가 오지 않으면 팔 신경 유연성이 아주 좋은 상태(졸업포인트)입니다. 만약 그 전에 검지에 이상 신호가 오면 팔 벌린 만큼 팔 신경의 유연성이 제한되어 있다는 뜻입니다.

5) 만세 하기(arm elevation)

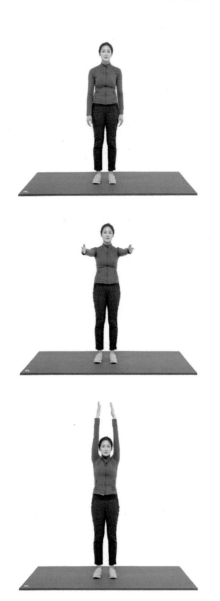

팔을 최고로 높이 들었을 때 팔이 귀에 닿을 만큼 올릴 수 있으면 100점(**졸업포인트**)입니다. 정면이나 측면에서 봤을 때 팔이 중력선과 나란히 있으면 정상입니다. 정면에서 봤을 때, 머리가 팔 쪽으로 기울어지면 그 쪽 어깨가 유연하지 않다는 것입니다. 만약 양측 어깨가 유연하지 않으면 손이 어깨높이까지 오기도 전에 귀와 어깨 사이 거리가 가까워지는 모습을 보입니다. 옆에서 봤을 때, 척추가 뒤로 과도하게 젖혀지거나, 머리가 앞으로 움직이면 양측 어깨가 모두 유연하지 않은 상태입니다.

이 움직임이 조금 어려운 사람들은 평소 목과 허리에 많은 불편함이 생깁니다. 특히, 손으로 하는 일이 많을수록 허리와 목 통증이 상대적으로 증가합니다. 김장 담그기, 명절 음식하기, 운전하기, 컴퓨터 작업, 핸드폰조작 등의 시간이 길어질수록 목과 허리가 불편하게 됩니다. 이 움직임이 굉장히 어려운 사람들은 어깨에 직접적인 통증이 발생하기 때문에 손으로 하는 모든 일에 제한을 받습니다. 그리고 어깨의 통증은 목 근육을 과하게 긴장시켜서 긴장성 두통을 유발합니다.

팔 신경이 유연하지 않음은 목 디스크에 민감하게 반응하는 몸이 될 수 있습니다. 디스크(추간판)는 척추 관절 사이에서 충격흡수 기능을 하는 구조물입니다. 불량자세는 이 디스크를 후외측으로 밀리게 만드는데, 후외측으로 밀린 디스크는 신경을 직접 압박해서 팔 저림 증상을 일으킵니다. 처음 밀리기 시작할 때부터 증상이 나타나는 사람이 있고 그렇지 않은 사람이 있습니다. 팔 신경이 유연한 사람은 조금 밀리더라도 증상이 나타나지는 않습니다. 팔 신경의 유연함의 차이는 디스크 수술 후 회복에도 영향을 미칩니다. 원래 팔 신경이 유연한 사람이 수술 후 회복도 훨씬 빠릅니다.

팔에 있는 신경 옆에는 혈관도 주행합니다. 그리고 신경은 운동신경과 감각신경이 있습니다. 팔 신경이 유연하지 않음은 신체 말단부위가 주변 환경과 어떠한 상황에 놓여있는지 체크하는 감각신경 마비증상이 올 수도 있고, 감각신경 정보를 토대로 얼마만큼 어떻게 움직여야 하는지 명령하는 운동신경에도 마비증상이 올 수도 있습니다. 또한 팔의 각 부분 조직에 대한 영양분과 노폐물을 공급하는 혈관의 운동성이 떨어져서 기초 에너지 대사 저하가 올 수도 있습니다. 이것은 몸을 덜 움직이게 하는 원인이 되고 특히, 목에 스트레스를 더합니다. 팔이 무게감으로 작용해서 목이 당기는 현상을 불러옵니다. 왜냐하면 팔과 목은 근육과 신경 혈관으로 연결되어 있기 때문입니다.

THE MOVEMENT

II

부적절한
움직임 때문에
인생이
꼬인다

1

목이 아픈 수험생

어느 날 대학입시를 준비 중인 학생과 학부모가 찾아왔습니다. 학생에게 중요한 시기였고 성적도 좋은 편이었지만, 몸이 너무 약해 학부모의 걱정이 큰 상태였습니다. 저는 정확한 운동 처방을 위해 몇 가지 질문을 했습니다.

움직임 Q&A

Q 평소 불편함을 느꼈던 증상은 무엇인가요?

A 두 시간만 책상에 앉아서 공부를 하면 목이 너무 아파서 누워 있다가 일어나야 해요. 머리가 커서 그런가요? 병원에서는 거북목 증후군에다가 목 디스크 초기 증상이라는데요, 팔도 가끔 저려요. 그리고 등 피부가 왜 이렇게 지저분한지 모르겠어요.

Q 잠잘 때 자세는 어떤가요?

A 보통 옆으로 누워서 자요.

Q 혹시 따로 하는 운동이 있나요?

A 남자답게 보이려고 팔굽혀펴기와 복근운동은 해요.

저는 목의 움직임에 따라 팔 저림 증상이 변하지 않는다는 것을 확인한 뒤, '움직임 평가'를 진행했습니다. 그 결과 모든 움직임에서 제한요소를 보였습니다. 추가로 '상지신경테스트'를 해 보니 양성으로 나왔습니다. 그 학생은 둥근 어깨, 구부정한 등, 앞으로 빠진 머리, 들린 턱의 자세와 안짱다리의 자세를 보였습니다.

움직임 처방

"다행입니다. 목 디스크의 경우 목의 움직임에 따라 팔 저림 증상의 변화가 있어야 하는데 그렇지 않으니 크게 걱정 안 하셔도 됩니다. 하지만 어깨의 유연성이 떨어지고 흉추를 펴는 움직임이 제한되어 있기 때문에 목이 스트레스 받기 좋은 자세입니다.

어깨와 골반이 유연하지 않아서 앉은 자세를 오래 유지하기 어렵고, 발목이 유연하지 않아서 서 있는 자세 역시 오래 취하기가 어렵습니다. 특히, 팔 신경 유연성이 부족하기 때문에 어깨가 안으로 말린 자세는 손 저림 증상을 증가시킬 수 있습니다.

등이 뽀루지투성이인 이유는 등을 덮고 있는 승모근과 광배근이 약해져서 근막순환에 영향을 주기 때문입니다.
머리, 목, 어깨를 정렬 시키는 운동과 팔 신경 스트레칭, 그리고 등 근육 강화 운동을 하면 모두 좋아질 것입니다."

「움직임 평가와 관찰된 모습」

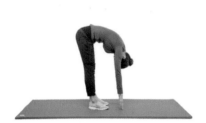

손바닥이 바닥에서 10cm 떨어짐

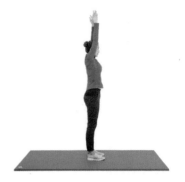

귀에서 팔꿈치까지 한 뼘 정도 차이 남

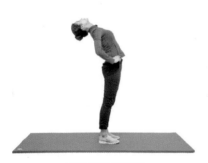

목만 뒤로 젖혀짐

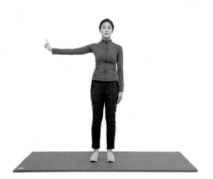

시작 자세에서 조금만 움직여도
검지에 이상 신호

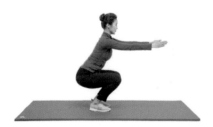

할 수 없음. 뒤로 넘어짐

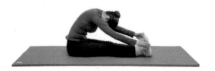

반동을 이용해 5번 일어날 수 있음

* 사진은 올바른 움직임을 나타냅니다.
* 사진의 설명은 환자의 움직임 제한요소를 나타냅니다.

교정 운동

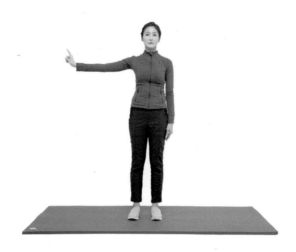

① 서서 시선은 앞으로 고정한 채, 검지를 세운 손을 옆으로 벌리는 팔 신경 평가를 합니다.

② 밴드를 사용해 가슴을 편 상태에서 하부 몸통 회전 스트레칭을 합니다(좌우 5번 반복).
　밴드가 없을 시 깍지 낀 손을 머리 뒤에 두고 같은 방법으로 스트레칭합니다.

③ 다시 팔 신경 유연성 평가를 해서 움직임의 양이 늘어난 것을 확인합니다.

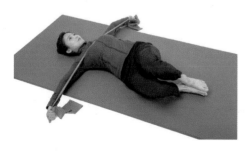
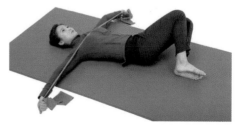

2
하체 부종이 고민인 사무직 직원

어느 날 보통 키에 상체는 마르고 하체가 뚱뚱한 여성분이 찾아왔습니다. 온종일 의자에 앉아 업무를 하는 그녀는 하체비만으로 큰 스트레스를 받고 있었습니다. 매일 헬스장에서 고정식 사이클 운동으로 유산소 운동을 한다고 했습니다. 손으로 촉진해 본 결과 하체비만 전 단계인 하체부종이 의심됐습니다. 그래서 평가를 해 보니 예상대로 하체 부종이 원인이었습니다.

'움직임 평가'에서는 서서 몸통 앞으로 숙이기만 잘 되고, 모든 동작에서 제한요소가 있었습니다. 그중에 하체 부종, 비만과 관련된 서서 몸통 뒤로 젖히기, 쪼그려 앉기를 회복하는 만큼 좋아질 수 있다고 설명해드렸습니다.

「움직임 평가와 관찰된 모습」

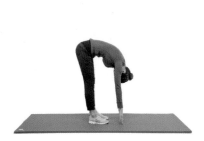

손바닥이 바닥에 닿음

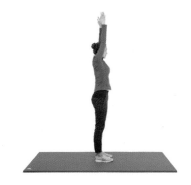

귀에서 팔꿈치까지 한 뼘 정도 차이 남

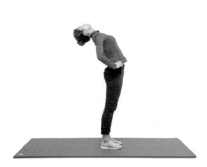

아파서 뒤로 젖히지 못함.
흉추신전 없이 요추만 과도하게 젖혀짐

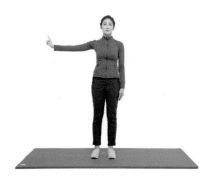

시작 자세에서 조금만 움직여도
검지에 이상 신호

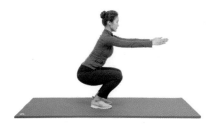

할 수 없음.
무릎이 발목 앞으로 나오지 못함

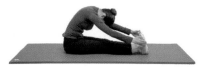

일어나지 못함

* 사진은 올바른 움직임을 나타냅니다.
* 사진의 설명은 환자의 움직임 제한요소를 나타냅니다.

"하체 부종의 원인으로는 위장 하수 및 임신 그리고 복강 내 비만으로 인한 하대정맥과 복대정맥의 압박, 서혜부와 엉덩이 근육의 과긴장으로 인한 림프절 압박입니다. 물론 이 두 가지 원인의 가장 큰 이유는 적은 움직임으로 발생합니다. 다리의 림프와 정맥의 흐름은 오직 근육수축 이완을 통해서만 원활해질 수 있습니다.

대부분의 하체 부종은 엉덩이 관절의 부적절한 가동성 때문에 서혜부 주위 림프관과 대퇴동 · 정맥이 막혀서 발생합니다. 특히 장시간 의자에 앉아있으면 서혜부 압박이 심해져서 하체 부종이 더욱 심해집니다. 그리고, 장시간 앉아있기는 종아리 근육의 강직의 원인이 되어 발목 펌프액션을 방해해서 하체 부종을 악화시킵니다.

그렇기 때문에 오금 림프절을 위한 발목 펌프운동과 서혜부-엉덩이 림프절을 위한 골반 스트레칭 후 엉덩이-복부를 위한 림프 쥐어짜기 운동을 하면 하체 부종을 개선하는 데 도움이 됩니다.

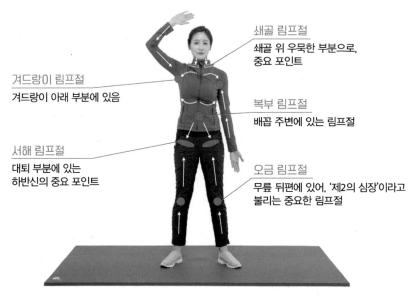

쇄골 림프절
쇄골 위 우묵한 부분으로,
중요 포인트

겨드랑이 림프절
겨드랑이 아래 부분에 있음

복부 림프절
배꼽 주변에 있는 림프절

서해 림프절
대퇴 부분에 있는
하반신의 중요 포인트

오금 림프절
무릎 뒤편에 있어, '제2의 심장'이라고
불리는 중요한 림프절

* 흰색 화살표는 림프의 흐름을 나타냄

교정 운동

하체 부종에 도움되는 운동 1. 서혜부 스트레칭

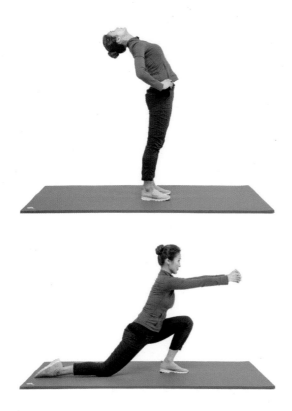

① 서서 몸통 뒤로 젖히기 평가를 합니다.

② 반 무릎 자세에서 서혜부 스트레칭을 합니다.

③ 다시 서서 몸통 뒤로 젖히기 평가를 해서 움직임의 양이 늘어난 것을 확인합니다.

하체 부종에 도움되는 운동 2. 엉덩이-복부 쥐어짜기

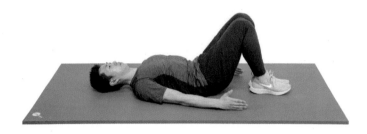

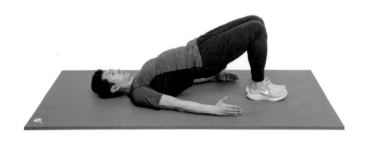

① 두 무릎을 세우로 바로 눕는다. 이때 두 발 간격은 자신의 발 크기만큼 벌린다.

② 숨을 내쉬면서 꼬리뼈부터 천골-요추-흉추 순서로 들어 올린다.

③ 들숨 날숨을 번갈아 5회 하는 동안 지속적으로 복부와 엉덩이 근육을 집중 수축한다.

④ 숨을 내쉬면서 흉추부터 요추-천골-꼬리뼈 순서로 내려놓는다 (3회 반복)

하체부종에 도움되는 운동 3. 발목 펌프 운동

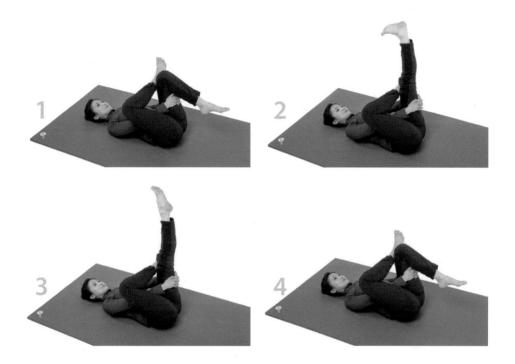

① 바로 누운 자세에서 한쪽 다리를 반대쪽 다리에 올려 놓는다.

② 바닥 쪽 다리의 허벅지를 깍지 낀 손으로 잡는다.

③ 5초 동안 허벅지를 가슴 쪽으로 잡아당긴다. 그다음 ②번 자세로 돌아간다.

④ 손으로 잡고 있는 쪽 무릎을 5초 동안 쭉 편다. 그다음 ②번 자세로 돌아간다.

⑤ 손으로 잡고 있는 쪽 발목을 5초 동안 아래로 당긴다. 그다음 ②번 자세로 돌아간다.

⑥ 다시 무릎을 접어서 5초 동안 허벅지를 가슴 쪽으로 잡아당긴다.

⑦ 반대쪽도 같은 방법으로 실행한다(3회 반복).

3

만성요통에 시달리는
유치원 선생님

어느 날 유치원 교사인 30세 여성이 만성요통으로 찾아왔습니다. 25세에 디스크 판정을 받은 적 있고, 근육강화를 위해 개인 트레이닝을 받는 중이라고 했습니다. 저는 정확한 운동 처방을 위해 몇 가지 질문을 했습니다.

움직임 Q&A

Q 평소 옆으로 누운 자세로 주무시나요?
A 네, 바로 누우면 허리가 아파서 옆으로 누워야만 잠이 들어요.

Q 평소 복근운동은 하시나요?
A 아니요, 허리강화를 위해 복근운동을 하고 싶은데, 복근운동을 하면 허리가 아파요.

Q 그럼, 헬스 말고 다른 운동을 하고 계신가요?
A 수영이 허리에 좋다고 해서 일주일에 세 번 다니고 있어요.

그다음 '움직임 평가'를 했습니다. 모든 동작에 제한요소가 있었지만, 그중 서서 몸통 앞으로 숙이기, 서서 몸통 뒤로 젖히기, 누워서 일어나기에서 제한이 심했습니다.

「움직임 평가와 관찰된 모습」

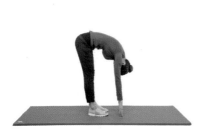

바닥에서 20cm.
과도하게 등이 구부러짐

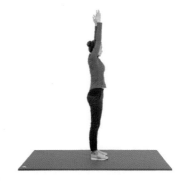

귀에서 팔까지
손가락 8cm 정도 차이 남

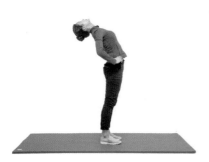

못함. 뒤로 젖히면 허리 통증을 호소함

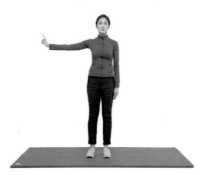

몸통 옆에서 검지에 이상 신호

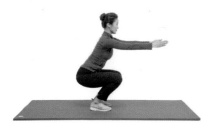

완전히 앉을 수 있으나,
엉덩이가 무릎 높이 위에 있을 때부터
허리가 과도하게 구부러짐

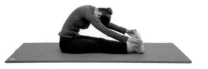

일어나지 못함

* 사진은 올바른 움직임을 나타냅니다.
* 사진의 설명은 환자의 움직임 제한요소를 나타냅니다.

움직임 처방

"환자분은 엉덩이 관절이 유연하지 않아 척추가 스트레스 받고 있습니다. 엉덩이 앞쪽 근육(장요근) 스트레칭을 하면 똑바로 누워서 잠잘 수 있고, 엉덩이 뒤쪽 근육(대둔근) 스트레칭을 하면 서서 아이들을 지도하는 데 훨씬 편해질 것입니다

또한 복부 힘으로만 일어날 정도로 충분한 복부 근력이 있어야 오랜 시간 동안 기립자세를 유지할 수 있는 힘이 생깁니다. 따라서 엉덩이 관절 스트레칭을 완성한 후 복근운동을 하면 요통이 사라지고 허리가 강해질 것입니다.

환자분이 하는 일이 아이들에게 집중하기 위해서 앞으로 살짝 구부린 상태의 기립자세입니다. 수영자세도 수직으로 세워보면 기립자세입니다. 물론, 수영은 허리에 좋은 운동이지만, 환자분처럼 엉덩이 관절이 유연하지 않아서 구부리는 동작이 어려운 분들에게는 적절하지 않습니다. 만약에 수영을 하고 싶으시다면 서서 몸통 앞으로 숙이기 동작을 졸업한 뒤에 하시면 좋겠습니다."

교정 운동

저는 서서 몸통 앞으로 숙이기 자세에 도움이 되는 햄스트링 스트레칭을 알려드렸습니다.

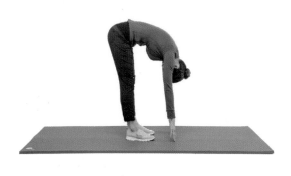

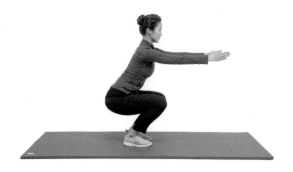

① 서서 몸통 앞으로 숙이기를 해서 손과 바닥의 거리를 체크 합니다.

② 무릎 높이까지 엉덩이 관절을 내려 5초 동안 버티기를 합니다(5회 반복).

③ 다시 서서 몸통 앞으로 숙이기 재평가해서 움직임의 양이 늘어난 것을 확인합니다.

4

관절염 걸린 육상선수

전국체전 3개월 전, S 시청 소속 단거리 육상선수가 무릎부상으로 찾아왔습니다. 이미 병원에서 '무릎의 퇴행적 변화가 심해 발생한 관절염' 진단을 받은 상태였습니다. 당시 32세였던 선수는 '전국체전 만년 2위'라는 딱지를 떼고 싶다며 마지막 도전을 희망했습니다.

기본 '움직임 평가'를 해 보니, 풀 스쿼트 동작의 가동성이 부족해 보였습니다. 특히, 두 발 모으고 쪼그려 앉기에서 뒤꿈치가 들리는 현상이 나타났고, 뒤꿈치를 바닥에 붙이면 뒤로 넘어지는 양상을 보였습니다. 팔 올리기 동작에서는 몸통을 뒤로 젖히는 보상움직임을 해도 충분히 올리지 못했습니다.

상체 근육이 유난히 발달한 그 선수는 자신의 문제가 근력이 약하기 때문에 근력강화 운동을 많이 한다고 했습니다. 평소 하던 스트레칭을 시켜본 뒤, 다시 움직임 평가를 해 보았습니다. 그럼에도 별반 차이가 없었기 때문에, 평소 하던 스트레칭이 본인의 몸을 바꾸는 데 도움이 되지 않는다고 설명해 드렸습니다. 또한 스트레칭을 관찰하니 다리 벌리기에 많은 노력을 들이는 반면, 다리 모으기를 위한 움직임은 볼 수 없었습니다. 그래서 추가로 걷는 모습을 확인해 보았는데 다리 사이가 잘 붙지 않았고 팔자걸음의 양상을 보였습니다.

「움직임 평가와 관찰된 모습」

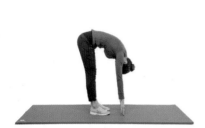

손바닥이 땅에 닿음
(무릎에 코가 닿을 정도)

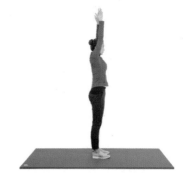

귀에서 팔꿈치까지 한 뼘 정도 차이 남

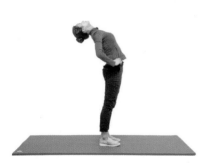

잘 젖혀지나, 다리가 과도하게 벌어짐

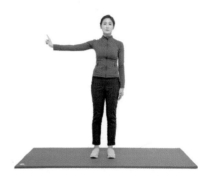

몸통 옆으로 팔이 오기 전에
검지에 이상 신호

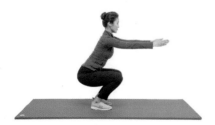

할 수 없음. 뒤로 넘어짐

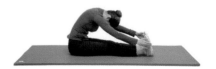

잘 일어남

* 사진은 올바른 움직임을 나타냅니다.
* 사진의 설명은 환자의 움직임 제한요소를 나타냅니다.

"환자분은 대퇴근의 유연성도 부족하지만, 엉덩이와 종아리 근육의 유연성이 부족하기 때문에, 달리기할 때 스트라이드 길이(stride length)에 필요한 근육 힘이 더욱 들어갈 수밖에 없는 상황입니다. 이것은 대퇴사두근의 과긴장으로 이어지고, 바로 슬개골 압박현상으로 무릎관절에 더욱 스트레스를 주게 됩니다.

팔 스윙의 기능은 달릴 때 가속과 감속의 역할을 하므로 어깨의 유연성이 더욱 좋아져야 더욱 빠른 속도를 낼 수 있습니다. 그래서 가슴과 팔 근육을 강화할 때 어깨 유연성을 방해하지 않는 정도로 해야 합니다. 쪼그려 앉기와 팔 올리기 움직임을 보다 쉽게 할 수 있는 몸이 된다면 기록단축이 더욱 쉬워질 것입니다."

그 선수는 풀 스쿼트와 어깨 유연성을 강화하는 노력을 했고, 그 결과 전국체전에서 1등을 했습니다.

교정 운동

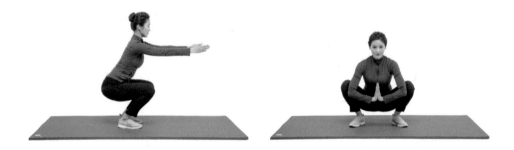

① 다리 모으고 스쿼트 평가를 합니다.

② 팔꿈치로 무릎을 벌려놓고 좌우로 5초 동안 체중이동 운동을 합니다.

③ 다시 스쿼트 평가해서 움직임의 양이 늘어난 것을 확인합니다.

5

피트니스 모델의 셀룰라이트

어느 날 피트니스 행사에 초대되어 참석한 적이 있습니다. 행사일정 중에는 피트니스 모델의 워킹 순서가 있었습니다. 그런데 그 중 몇몇 모델의 허벅지에서 셀룰라이트가 보였습니다. 건강미의 상징인 피트니스 모델에게서 셀룰라이트를 발견하니 참으로 안타까웠습니다.

그 후 피트니스 모델은 저의 센터에 방문했습니다. '움직임 평가'에서는 서서 몸통 앞으로 숙이기 빼고 모든 범위에서 제한을 보였습니다.

운동을 열심히 하는 선수에게 왜 셀룰라이트가 생기는 것일까요? 셀룰라이트를 없애는 데 가장 효과적인 방법은 무엇일까요? 피부 아래 지방세포 사이, 부종이 생긴 곳에 콜라겐 섬유가 노폐물과 지방세포를 결합시켜 결절 모양을 만들어 낸 특정 지방 덩어리가 셀룰라이트입니다. 이 셀룰라이트 범위가 커지면 피부-피하지방-근막-근육의 각 층이 달라붙어 국소 순환을 더욱 방해합니다. 특히 복부, 엉덩이, 허벅지, 상완에 잘 발생하는데 그 이유는 운동 부족의 영향을 가장 많이 받는 부분이기 때문입니다. 여기서 말하는 운동 부족은 서혜부와 겨드랑이 주변 근육의 최대수축과 최대이완을 자주 경험하지 않는 상황을 말합니다.

「움직임 평가와 관찰된 모습」

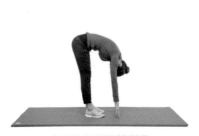

손바닥이 바닥에 닿음

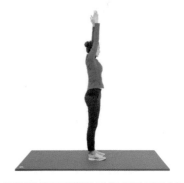

귀에서 팔꿈치까지 한 뼘 정도 차이 남

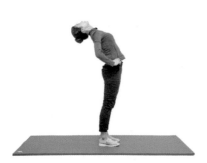

고관절 신전 없이
전체 척추만 과도하게 젖혀짐

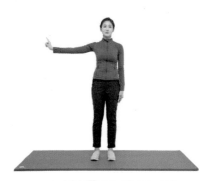

중간 범위에서 검지에 이상 신호

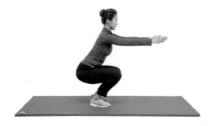

할 수 없음.
무릎이 발목 앞으로 나오지 못함

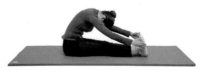

반동을 줘야 일어날 수 있음

* 사진은 올바른 움직임을 나타냅니다.
* 사진의 설명은 환자의 움직임 제한요소를 나타냅니다.

"피부대사증후군이라 볼 수 있는 셀룰라이트는 저체온증을 가져옵니다. 저체온증은 피부를 거칠게 만들고 순환장애의 문제를 지속적으로 확대합니다. 국소 림프, 혈액순환이 원활하지 않아 생기는 저체온증을 해결해주기 위한 운동과 셀룰라이트를 없애기 위한 운동이 필요합니다.

셀룰라이트는 직접 풀어주는 근막이완 운동(장경인대 스트레칭)과 림프 혈액의 통로를 마련하고 열을 발생시키는 유산소 운동이 필요합니다. 두 가지를 적절히 섞어야 셀룰라이트를 없앨 수 있습니다."

저는 기본 움직임을 개선하는 운동과 셀룰라이트를 없애는 운동을 알려주었습니다.

교정 운동

장경인대 스트레칭

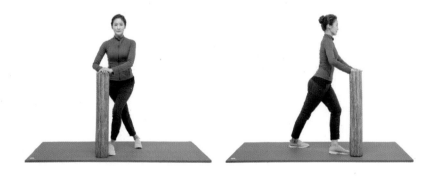

① 팔을 어깨높이만큼 올려서 지지대에 손을 고정한다.
② 뒷발의 발바닥을 최대한 바닥에 붙이고 앞쪽 다리의 무릎을 구부리고 5초 동안 유지한다. ①, ②번 과정을 5회 반복한다.
③ 반대쪽도 같은 요령으로 반복하며, 총 3회 실시한다.

교정 운동

폼롤러 자가 근막이완

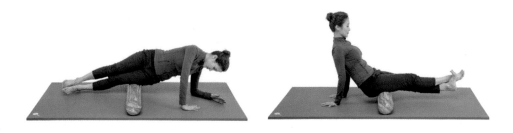

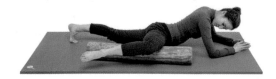

① 폼 롤러 위에 셀룰라이트가 있는 부위를 대고 눕거나 앉는다.

② 배와 엉덩이에 힘을 주고 10회 움직여 셀룰라이트 부위를 풀어준다.

③ 허벅지 옆, 뒤, 안쪽 골고루 시행해준다.

④ 피부 손상을 예방하기 위해서 한 부위의 적용 시간이 3분 이상 되지 않도록 한다.

6

움직임의 제한요소

앞선 5명의 사례에서 움직임 제한이 한 가지에만 있는 것이 아니라 여러 가지 동작에서 나타나는 것을 볼 수 있습니다. 그중에서 증상과 관련된 부분을 이해시키기 위해 한두 가지 동작에 대해서만 설명했습니다. 이미 따라 해본 분들은 아시겠지만 여러분들은 세 가지 이상의 동작에서 제한요소를 발견했을 것입니다.

대부분의 사람들이 기본 움직임에 제한이 있습니다. 하지만 이 동작들은 우리가 어렸을 때 신경발달과정에서 충분히 했던 동작들입니다. 잘 걷고 뛰기 위한 몸을 만들기 위해 바닥에서부터 만들어진 이 움직임들을 우리는 왜 잃어버리고 있을까요? 그 이유는 우리의 생활 방식에 있습니다. 우리는 평소에 잘 걷지도 뛰지도 않습니다. 대신 의자에 의존해서 살아갑니다. 의자라는 문명은 사람의 편의를 봐준 대신, 기존에 가지고 있던 원시적인 기능을 빼앗아 가고 있습니다. 몸 대신 머리를 많이 써야 하는 시대를 살아가는 대가입니다.

공자는 "성상근 습상원(性相近 習相遠)"이라 했습니다. 사람의 원래 특징은 별 차이가 없지만, 후천적 습관으로 인성이 바뀐다는 뜻입니다. 바른 인성 형성을 위해 제대로 된 습관을 쌓아야 함을 강조하는 말입니다.

문제를 인식했다면 고쳐야 합니다. 신체 움직임 제한을 가벼이 보지 말고 움직임을 교정하면 됩니다. 신체는 유기적으로 연결되어 있기 때문에 한 부위에 제한요소가 오면 다른 부위에서 보상움직임을 하게 됩니다. 이것이 굳어지면 불량자세가 되고, 해결하지 않으면 부족하고 부적절한 움직임을 발생시킵니다.

신체 움직임은 하나가 전체이고, 전체가 하나입니다. 항상 기본 움직임을 완성도 있게 몸에 장착시켜야 성장, 건강, 아름다움, 힐링의 기초를 세울 수 있습니다.

「움직임 평가와 관찰된 모습」

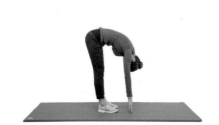

신체의 최대 구부림을 허용하기 위한 움직임

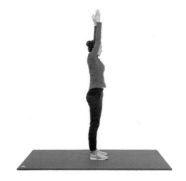

최대 팔 올리기 움직임

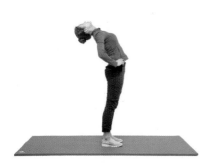

신체의 최대 폄을 허용하기 위한 움직임

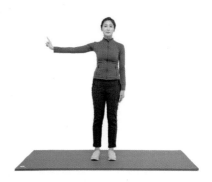

최대로 팔 신경이 늘어나는 움직임

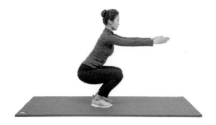

최대 항중력 움직임

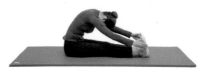

최대로 코어 근육을 쓸 수 있는 움직임

* 사진은 올바른 움직임을 나타냅니다.
* 사진의 설명은 환자의 움직임 제한요소를 나타냅니다.

THE **MOVEMENT**

III

움직임은
움직임으로
교정한다

1

기본 움직임 교정

1장과 2장에서 소개한 원리와 사례에서 보았듯이 모든 사람의 공통적인 기본 움직임을 회복하는 것은 자세와 보행교정에 있어서 첫 번째로 진행되어야 합니다. 이 기본 움직임을 잘 갖추어야 바른 성장이 가능하며, 각종 스포츠, 헬스, 댄스 등을 통해 건강을 회복할 수 있으며, 아름다움을 위한 다이어트, 몸매관리, 피부 컨디셔닝이 가능해집니다. 이 기본 움직임 회복은 힐링의 첫 번째 조건입니다. 이 장에서는 인간의 기본 움직임에 대한 교정 운동을 소개하겠습니다.

움직임 Tip

기본 움직임 교정 운동 정리

기본 움직임	교정 운동
서서 몸통 앞으로 숙이기	햄스트링, 대둔근 신장
서서 몸통 뒤로 젖히기	장요근, 복직근 신장
두 발 모으고 쪼그려 앉기	둔근, 아킬레스건 신장
팔 만세 하기	대흉근, 전거근 신장
가슴 펴고 팔 벌리기	사각근, 소흉근 신장
복부 힘으로 일어나기	복근강화 / 햄스트링, 대둔근 신장

1) 서서 몸통 앞으로 숙이기(stand flexion control) - 적절한 움직임

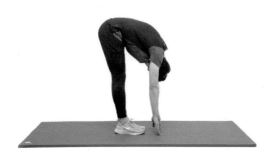

이 동작의 첫 번째는 엉덩이 관절부터 70도 구부리는 움직임입니다. 두 번째는 꼬리뼈부터 머리까지 순차적으로 척추를 구부리는 움직임입니다. 만약 처음부터 머리나 흉추 부분이 구부러진다면 허리에 적용되는 부하가 커지므로 좋지 않은 움직임이 됩니다.

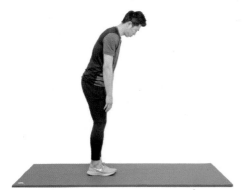
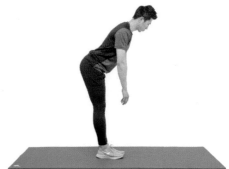

70도 엉덩이 구부림

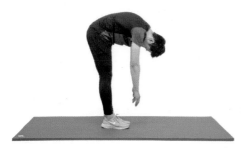
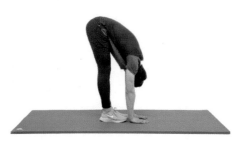

순차적 척추 구부림

▶부적절한 움직임: 햄스트링 근육이 단축된 경우

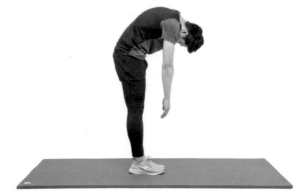

햄스트링 근육이 단축된 모습

교정 운동(스쿼트)

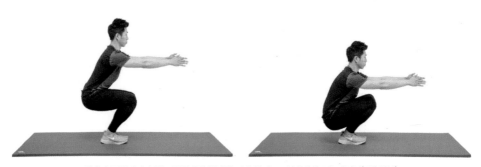

척추가 구부러지지 않는 범위에서 최대한 깊게 앉기. 그 상태에서 5초 버티기(5회 반복)

예상되는 부족한 움직임은 엉덩이 관절 가동성 저하를 포함한 햄스트링 근육이 단축된 경우와 척추 가동성이 저하된 경우를 볼 수 있습니다.

▶ 부적절한 움직임: 요추의 가동성이 저하된 경우

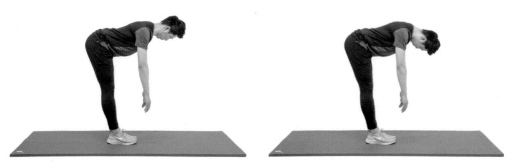

척추 가동성이 줄어든 모습

교정 운동(고양이 자세)

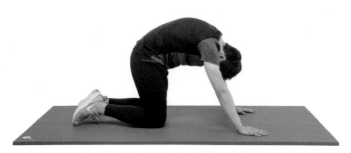

네발 기기 자세를 취한 후 등을 하늘 위로 최대한 올리기

2) 서서 몸통 뒤로 젖히기(stand extension control) - 적절한 움직임

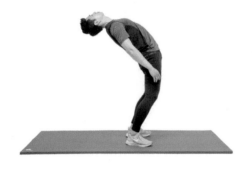

이 동작의 첫 번째는 머리부터 꼬리뼈까지 순차적으로 펴는 움직임입니다. 그다음 골반이 앞으로 밀리면서 엉덩이 관절의 펴 동작이 만들어지고, 그 직후 무릎관절이 약간 구부러지는 순서대로 움직임이면 정상입니다. 이때 흉추는 전부 다 펴져 있어야 합니다. 만약 골반이 먼저 앞으로 나오면서 허리부터 꺾인다거나, 동작의 끝에서 흉추가 다 펴지지 않는다면 좋지 않은 움직임입니다.

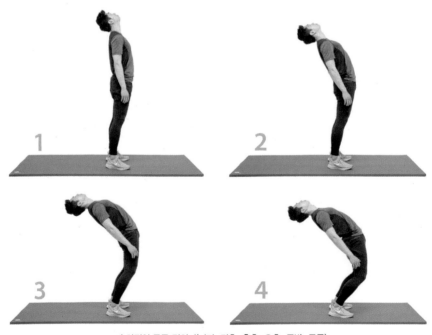

순차적인 몸통 젖히기(머리-경추-흉추-요추-골반-무릎)

▶부적절한 움직임: 장요근이 단축된 경우

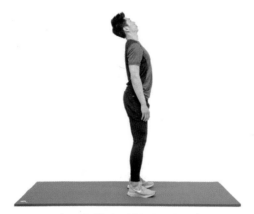

장요근이 단축된 모습(과도한 요추 신전)

교정 운동(런지 스트레칭)

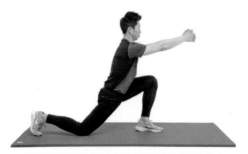

런지 자세를 취한 후 깍지 낀 손을 최대한 앞으로 밀기

예상되는 부족한 움직임은 엉덩이 관절 가동성 저하를 포함한 장요근이 단축된 경우와 흉추 신전 가동성이 저하된 경우에 볼 수 있습니다.

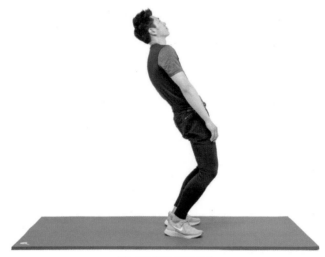

흉추 가동성이 저하된 모습

교정 운동(밴드 코브라)

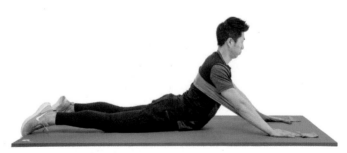

세라밴드(흉추부분에 위치)를 이용한 코브라 스트레칭 하기

3) 두 발 모으고 쪼그려 앉기(full squat) - 적절한 움직임

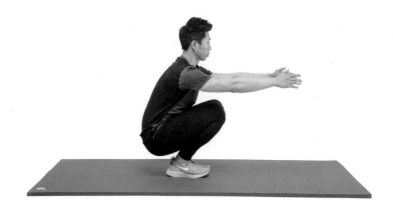

이 동작에서는 발목과 엉덩이의 최대 유연성을 확인할 수 있습니다. 이 동작의 첫 번째 움직임은 척추를 편 상태로 엉덩이가 무릎 높이까지 오도록 앉는 것입니다. 그다음 순차적으로 꼬리뼈부터 요추 부분까지 구부러지며 완전히 쪼그려 앉기 동작을 완성합니다. 이때 흉추부는 원래의 커브보다 구부러지지 않아야 정상입니다. 쪼그려 앉기가 안 된다면 발목과 엉덩이 관절의 가동성이 부족함을 의미합니다.

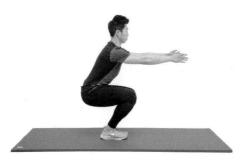

엉덩이 무릎 같은 레벨의 앉기

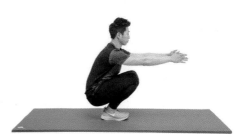

완전 쪼그려 앉기

▶부적절한 움직임: 발목 관절의 가동성이 저하된 경우(아킬레스건 단축 포함)

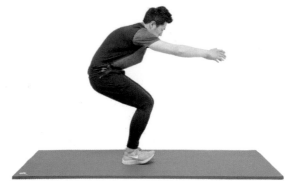

무릎이 덜 나옴

교정 운동(부분 체중 부하)

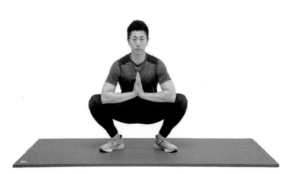

두 손을 모으고 발을 어깨보다 넓게 벌려 스쿼트 한 후 한쪽씩 체중 지지하기

예상되는 부족한 움직임은 양측 무릎이 발목보다 더 앞에 위치하면서 쪼그려 앉지 못하는 경우, 양측 무릎이 발목보다 뒤에 위치하면서 쪼그려 앉기를 못하는 경우입니다.

▶부적절한 움직임: 엉덩이 관절 가동성이 저하된 경우

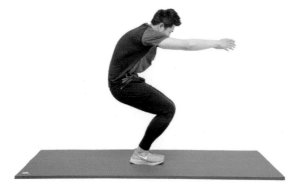

무릎이 더 앞으로 나옴

교정 운동(인디안 스트레칭)

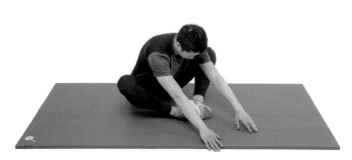

앉아서 발바닥을 맞댄 후 손을 뻗어 상체를 앞으로 숙이기

4) 만세 하기(arm elevation)- 적절한 움직임

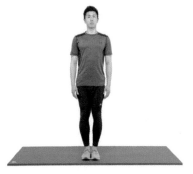

이 동작에서 손이 어깨높이까지 올라갈 때까지는 상완골(어깨) 단독 움직임입니다(90도 거상). 그다음부터 150도까지는 상완골과 견갑골이 같이 움직입니다. 나머지 150~180도에서는 다시 상완골(어깨) 단독 움직임이 일어납니다. 견갑골의 움직이는 타이밍이 빠를수록 상완골(어깨)이 굳어있음을 의미합니다.

예상되는 부족한 움직임은 어깨(상완)관절의 가동성 저하로 인한 머리, 견갑골, 척추의 보상성 움직임입니다.

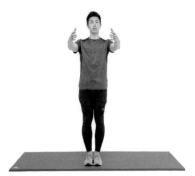

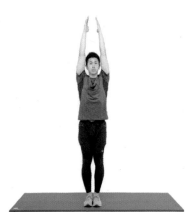

▶부적절한 움직임

한쪽 머리 움직임

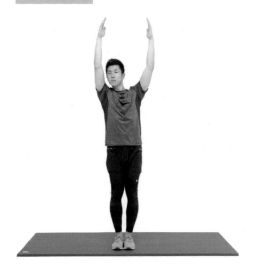

역전된 견갑골

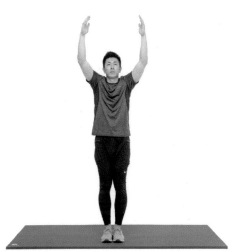

척추 과신전

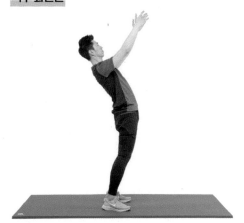

머리 전방

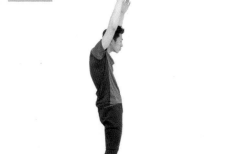

교정 운동(체스트 오픈)

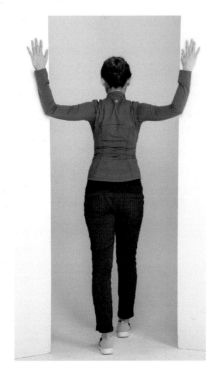

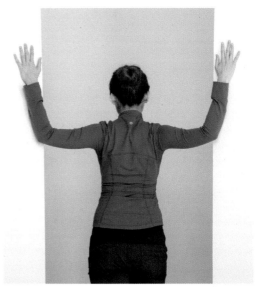

두 팔을 벌리고 가슴을 가볍게 앞으로 내밀기

교정 운동(무릎 쓰러뜨리기)

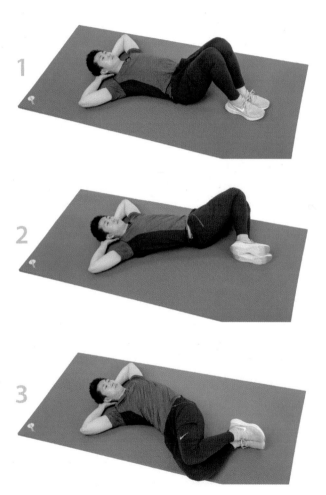

누워서 두 손을 머리 뒤에 놓고 무릎과 발을 모은 후 무릎을 좌우로 쓰러뜨리기

5) 가슴 펴고 팔 벌리기 – 적절한 움직임

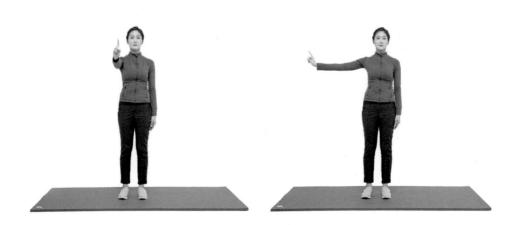

이 동작에서 팔 벌리기를 할 때 검지에 이상 감각이 오면 팔 신경이 유연하지 않음을 뜻합니다. 손의 위치가 몸통 뒤에까지 벌렸을 때에도 검지에 이상 신호가 오지 않으면 팔 신경 유연성이 아주 좋은 상태입니다.

예상되는 부족한 움직임은 손이 몸통 뒤로 가기도 전에 멈추면서 '여기에서 신호가 와요'라고 말하는 모습입니다.

교정 운동 1(백프레스)　　교정 운동 2(몸통 돌리기)

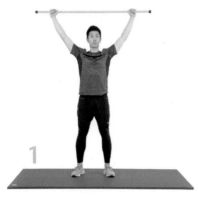

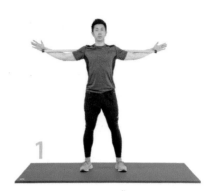

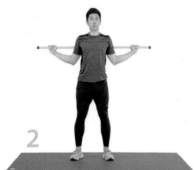

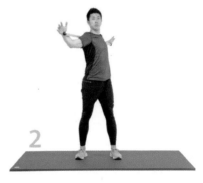

▲ 스트레칭 봉을 두 손으로 넓게 잡고,
　머리와 등을 스치듯 뒤로 내리기

▶ 스트레칭 봉을 어깨에 얹은 후 몸통 돌리기

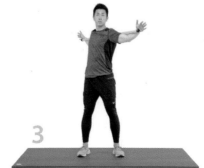

6) 복부 힘으로 일어나기(Roll up) - 적절한 움직임

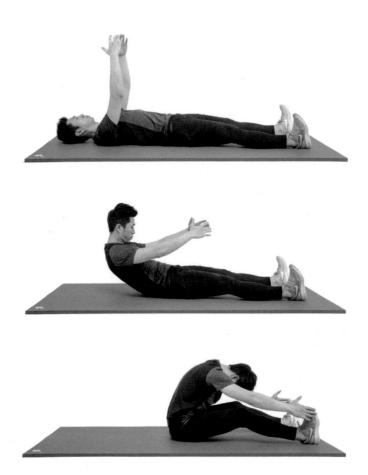

이 동작을 10회 정도 무리 없이 할 수 있다면 통증 졸업, 20회 정도 할 수 있다면 건강한 척추, 30회 정도 할 수 있으면 무척 강한 허리를 가진 사람이라고 할 수 있습니다.

▶부적절한 움직임:

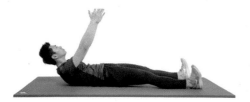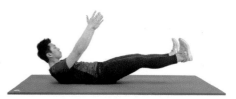

예상되는 부족한 움직임은 못 일어나거나, 턱을 앞으로 내밀거나, 반동을 이용해 일어나거나, 다리가 들리는 모습들입니다.

교정 운동 1(덤벨 롤업)

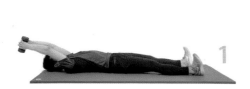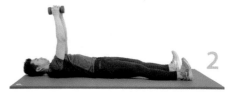

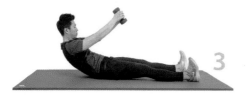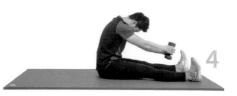

누워서 덤벨을 두 손으로 잡고, 머리 위로 올렸다가 내리며 롤업하기

교정 운동 2

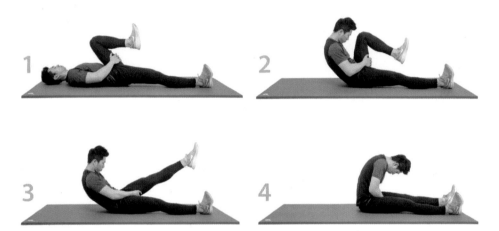

one leg rolling
한쪽 허벅지 뒤를 두 손으로 잡고 다리를 아래로 뻗는 힘에 도움받아 일어나기

2

관절 움직임 교정

바르게 걷기 위해서는 각 관절의 역할이 필요합니다. 충격흡수를 위한 역할을 발-무릎-엉덩이 관절에서 해주어야 하며, 에너지 효율을 위한 역할을 골반-체간-팔에서 해주어야 합니다. 어느 한 관절에서의 움직임 제한은 이 역할들을 방해하고, 보상움직임을 발생시켜 불량한 자세를 만들어 냅니다. 보행교정 운동은 각 관절의 움직임을 교정하고 이것을 통합시켜 잘 걸을 수 있도록 만들어진 프로그램입니다.

1) 걸을 때는 발에 체중을 잘 실어야 한다

걷는 동안 발은 기능은 체중 부하입니다. 한쪽 다리로 체중 부하를 할 수 있어야 하며, 그와 동시에 **발꿈치-족관절-전족부 흔들지레 기능**으로 앞으로 전진할 수 있어야 합니다. 이러한 움직임을 위한 3단계 운동을 다음 설명처럼 실시합니다.

① 부분 체중 부하 움직임

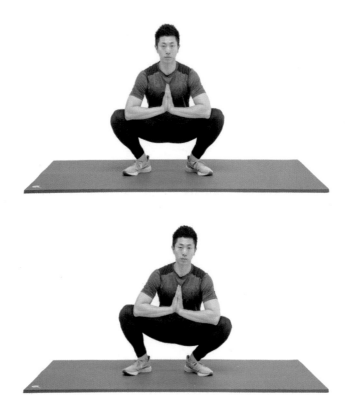

① 자신의 발 크기의 3배 만큼 두 발을 벌리고 쪼그려 앉습니다.
② 두 손은 마주한 채로 양쪽 팔꿈치로 허벅지 안쪽에 대고 양 무릎을 최대한 바깥쪽으로 밀어놓습니다.
③ 발뒤꿈치가 지면에서 떨어지지 않는 범위에서 최대한 한 쪽으로 체중 이동해서 5초 동안 유지합니다.
④ 양쪽 3회 반복합니다.

② 완전 체중 부하 움직임

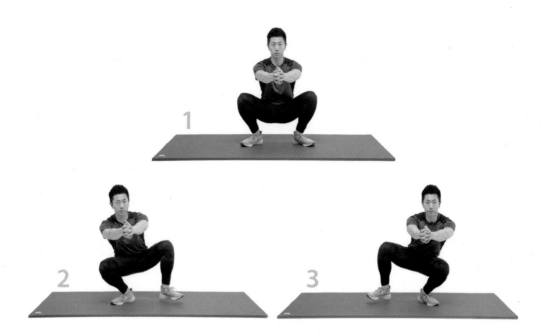

① 자신의 발 3배 만큼 두 발을 벌려 쪼그려 앉습니다.

② 깍지 낀 두 손을 앞으로 뻗어 몸의 중심 개념을 갖습니다.

③ 한쪽으로 최대한 체중 이동한 뒤 반대쪽 발을 바닥에서 2cm 들고 5초 버팁니다. 만약
   발을 들 수 없다면 들고자 하는 노력만 해도 좋습니다.

④ 양쪽 3회 반복합니다.

③ 흔들 지레 기능 움직임(일명 오리걸음)

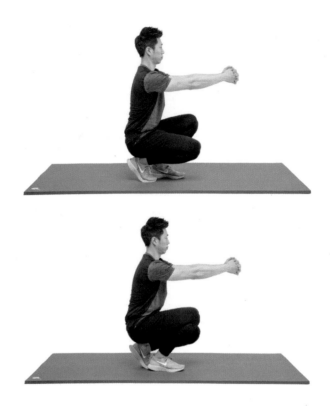

① 바닥에 표시한 일자선 위에 두 발을 서로 붙인 채 쪼그려 앉습니다. 이때 앞쪽 발은 발
　바닥 전체가 바닥에 붙어 있고 뒷발은 뒤꿈치가 떨어지고 앞꿈치만 붙입니다.
② 깍지 낀 두 손을 몸의 중심개념을 잡기 위해 흔들림 없이 유지한 채 전방이동합니다.
　이때 박자는 움직이는데 1초 그대로 멈춰있는데 1초입니다.
③ 몸이 위아래로 흔들리지 않도록 하며, 발이 앞으로 미끄러지듯이 전진합니다.
④ 3~5m 전진한 뒤, 일어나서 제 위치에 걸어온 뒤 다시 하기를 3회 반복합니다.

2) 걸을 때 무릎은 충격을 흡수할 수 있어야 한다

걷는 동안 무릎의 기능은 충격흡수입니다. 전방으로 발을 디뎠을 때에 충격흡수를 잘 할 수 있어야 하며, 그와 동시에 무릎뼈의 움직임의 방향이 정면을 향해야 합니다. 이러한 움직임을 위한 3단계 운동을 다음 설명처럼 실시합니다.

① 런지 스트레칭

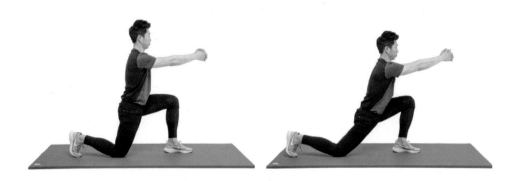

① 양쪽 무릎을 꿇은 상태에서 한쪽 무릎은 90도 정도의 폭으로 런지 자세를 만듭니다. 이때 중심개념을 잡기 위해 깍지 낀 두 손은 정면을 향합니다.

② 앞으로 위치한 다리의 무릎에 체중 이동하면서 뒤쪽에 위치한 다리의 고관절 굴곡근을 신장시킵니다. 5초 유지합니다(양쪽 3회 반복).

② 런지 스쿼트

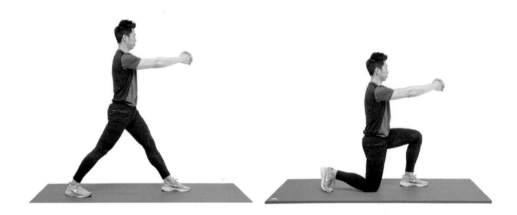

① 양쪽 무릎을 꿇은 상태에서 한쪽 무릎은 90도 정도의 폭으로 런지 자세를 만듭니다. 이때 중심개념을 잡기 위해 깍지 낀 두 손은 정면을 향합니다.

② 뒤쪽에 위치한 발바닥에 지면에 닿도록 일어섭니다. 이때 중심이 흔들리지 않도록 주의합니다. 5초 유지합니다.(양쪽 3회 반복).

③ 밸런스 익스텐션

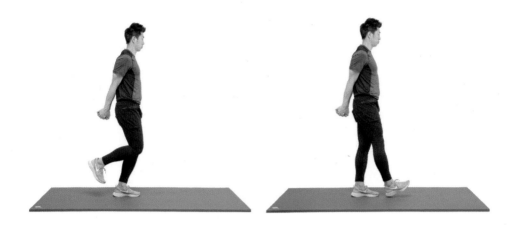

① 몸통 뒤로 깍지 낀 손의 팔과 가슴을 쭉 펴서 체간 기립 자세를 유지한 채 한쪽 다리를 뒤쪽으로 듭니다.
② 한쪽 발을 든 채 양쪽 무릎을 동시에 구부립니다. 이때 양쪽 허벅지는 평행을 유지합니다.
③ 한쪽 발을 든 채 양쪽 무릎을 동시에 펍니다.
④ 2~3번처럼 한쪽 발을 든 채 양쪽 무릎 구부렸다 펴기를 율동적으로 10회씩 양쪽 3회 반복합니다.

3) 엉덩이 관절 한쪽은 온 몸을 지탱할 수 있어야 하고, 한 쪽은 걷는 힘이 있어야 한다

걷는 동안 고관절의 기능은 편측 다리 체중지지에 대한 안정성과 반대쪽 다리의 가동성을 동시에 힘 있게 감당하는 데 있습니다. 한쪽 다리로 지지하는 동안 체간의 흔들림이 없으면서, 그와 동시에 다리를 전방으로 가져갈 수 있어야 합니다. 이러한 움직임을 위한 3단계 운동을 다음 설명처럼 실시합니다.

① 벽 스쿼트

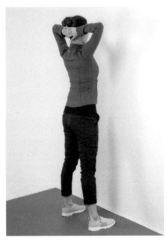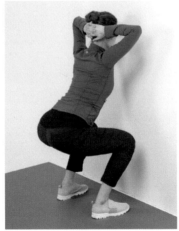

① 벽과 엄지발가락 사이의 거리는 자신의 주먹만큼 벌리고 섭니다. 양발 간의 거리는 자신의 발 3개 간격으로 벌리고, 두 손은 머리 뒤에 위치합니다.
② 무릎과 골반이 같은 높이에 위치할 정도로 앉은 자세로 5초 유지합니다(5회 반복).

① 피존 스트레칭

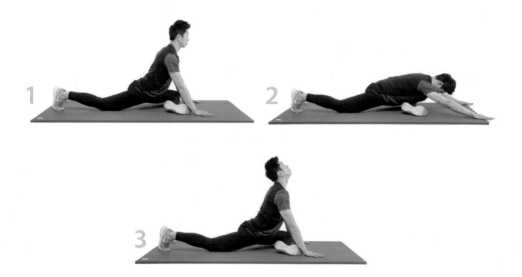

① 네발 기기 자세를 취한 뒤 한쪽 다리를 외회전 한 상태로 반대쪽 무릎 앞에 위치합니다.

② 뒤쪽에 위치한 발을 미끄러지듯이 뒤쪽으로 움직이면서 양쪽 다리를 앞뒤로 신장시킵니다.

③ 양손을 앞으로 최대한 뻗어서 보다 더 앞쪽 다리 고관절 후면부를 신장시킵니다.

④ 양손을 무릎 앞에 위치하여 체간을 신전하면 보다 더 뒤쪽 다리 고관절 전면부를 신장시킵니다.

⑤ 양쪽 3회 반복합니다.

③ 사이드 런지

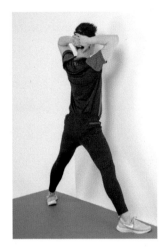 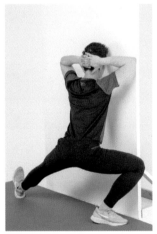 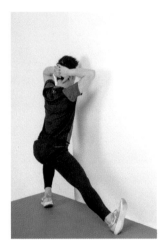

① 벽과 엄지발가락 사이의 거리는 자신의 주먹만큼 벌리고 섭니다. 양측 고관절을 45도 정도 외전 한 상태로 벌리고, 두 손은 머리 뒤에 위치합니다.

② 한쪽 발목을 구부려 주면서 반대쪽으로 체중 이동해서 앉습니다. 5초 유지합니다.

③ 양쪽 3회 반복합니다.

움직임 Tip

풀 스쿼트의 중요성

풀 스쿼트가 안 되는 사람의 무릎관절은 이미 스트레스를 받는 상태입니다. 만약, 스쿼트 움직임에서 좌우 무릎의 위치가 서로 다르다면 더 큰 좌우 비대칭의 문제가 있다는 것입니다. 좌우 다른 스타일의 문제가 무릎에 존재할 것이며, 척추와 골반의 비대칭으로 디스크, 천장관절 증후군이 발생할 수 있습니다. 풀 스쿼트가 되려면 엉덩이와 발목 관절이 유연성이 완전해야 가능합니다. 둘 중 어느 한쪽 관절만 제한이 있어도 풀 스쿼트 동작은 어려워집니다.

4) 골반은 몸통과 다리의 연결점으로 각각의 역할이 있다

걷는 동안 골반의 역할은 체간과 다리의 기능을 연결해줍니다. 그리고 에너지 보존을 위해서 신체무게 중심점이 상하좌우로 과도하게 움직이지 않도록 합니다. 유효다리길이가 달라져도, 혹은 좌우로 체중이동이 달라져도 골반은 신체무게중심점의 동요가 크게 일어나지 않도록 기울이기(tilt) 움직임을 보여줍니다. 이러한 움직임을 위한 3단계 운동을 다음 설명처럼 실시합니다.

① 전후 경사 운동

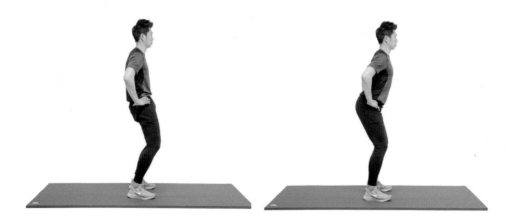

① 자신의 발 2개 간격으로 양발을 벌려 서고 양쪽 손은 골반의 움직임을 감지하기 위해서 장골능에 위치합니다.
② 골반의 앞뒤 기울이기를 시작합니다. 1초에 한 번씩 율동적으로 실행합니다.
③ 100회 반복합니다(졸업포인트가 100회입니다).

② 좌우 경사 운동

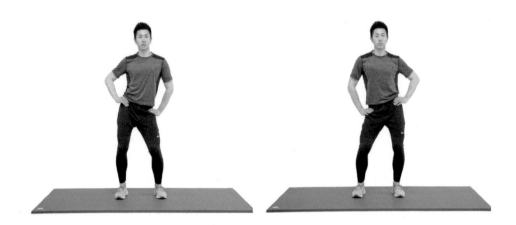

① 자신의 발 2개 간격으로 양발을 벌려 서고 양쪽 손은 골반의 움직임을 감지하기 위해서 장골능에 위치합니다.

② 골반의 좌우 기울이기를 시작합니다. 1초에 한 번씩 율동적으로 실행합니다.

③ 100회 반복합니다(졸업포인트가 100회입니다).

③ 수평 회전 운동

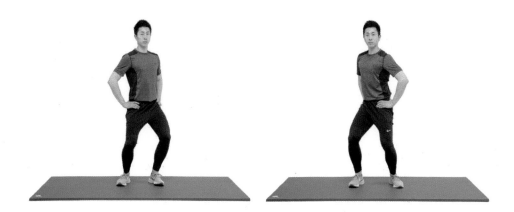

① 자신의 발 2개 간격으로 양발을 벌려 서고 양쪽 손은 골반의 움직임을 감지하기 위해서 장골능에 위치합니다.

② 골반의 수평 회전 움직임을 시작합니다. 1초에 한 번씩 율동적으로 실행합니다.

③ 100회 반복합니다(졸업포인트가 100회입니다).

5) 몸통은 갈비뼈와 척추의 연합체로 알아야 한다

걷는 동안 몸통은 걷는 내내 코어의 힘이 작용할 수 있도록 복부에 힘(굴곡)이 있어야 합니다. 에너지 보존을 위해 체간은 골반과 수평면에서 상반회전(회전)의 움직임이 있어야 하며, 필요 적절한 기립자세(신전)를 유지해야 합니다. 앞뒤로 잘 구부러지고 유연하게 회전할 수 있어야 합니다. 이러한 움직임을 위한 3단계 운동을 다음 설명처럼 실시합니다.

① 코브라(Cobra) 자세

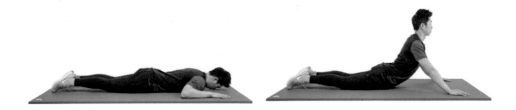

① 두 다리는 자연스럽게 벌린 상태로 엎드립니다. 이때 두 손은 양쪽 어깨 옆에 놓습니다.
② 팔꿈치가 바닥에서 떨어지지 않을 정도로 손을 몸통 쪽으로 당겨 놓습니다.
③ 팔꿈치를 펴주면서 상체를 들어 올리고, 5초 유지합니다. 이때 귀와 어깨가 서로 멀어지도록 견갑골을 하강시킵니다.
④ 5회 반복합니다.

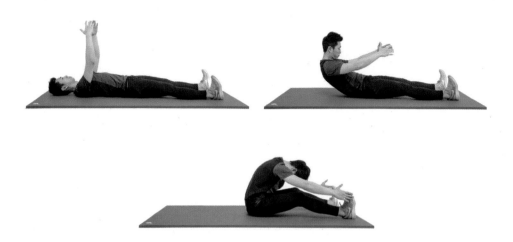

① 두 다리는 붙인 채 바로 누운 자세에서 두 손이 마주 보게 위치하고 두 팔을 천장 쪽으로 뻗어 움직일 준비를 합니다. 이때 허리 뒤쪽이 바닥에 붙도록 복부에 힘을 주고 준비합니다.

② 머리-경추-흉추-요추-골반-꼬리뼈 순서대로 척추 각 분절을 구부리는 동작으로 일어납니다.

③ 누울 때는 일어날 때와 반대로 척추 각 분절을 펴주는 동작으로 실행합니다.

④ 한 호흡에 일어나고, 한 호흡에 시작자세로 돌아갑니다.

⑤ 10회 반복합니다.

③ 하부체간회전(LTR)

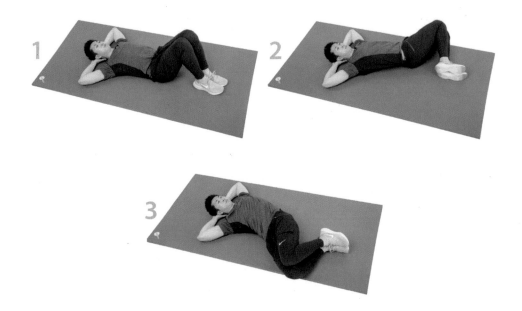

① 깍지 낀 손은 머리 뒤에 위치한 뒤 양 다리를 붙인 채로 무릎을 구부립니다.

② 무릎과 발이 서로 평행을 이룬 채 하부체간을 회전합니다. 5초 유지합니다. 이때 팔꿈 치와 어깨가 지면에서 떨어지지 않도록 주의합니다.

③ 양쪽 5회 반복합니다.

6) 팔이 제 위치에 있지 않으면 척추를 휘게 만든다

걷는 동안 팔은 속도에 비례해서 흔들리지만, 다리의 추진력이 약하면 추진력을 얻기 위해서 힘차게 흔들어야 합니다. 그렇게 하려면 흔들리는 축이 되는 어깨가 적절하게 몸통에 위치해야 하고 모든 방향으로 충분히 유연해야 합니다. 이를 위해 견갑골 안정된 위치와 상완골의 가동을 위한 3단계 운동을 다음과 같이 실행합니다.

① 체스트 오픈 1

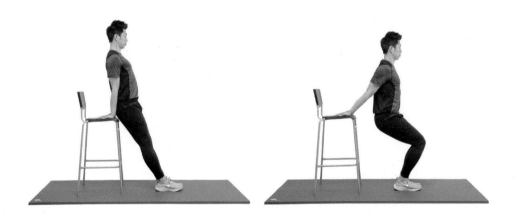

① 어깨를 몸통 뒤로 하여 두 손으로 책상 또는 의자를 잡고 고정한 채 서서 다음 동작을
   준비합니다.
② 등이 구부러지지 않을 정도로 앉습니다. 5초 유지합니다.
③ 5회 반복합니다.

② 체스트 오픈 2

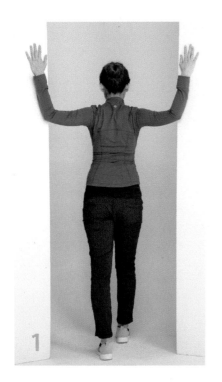
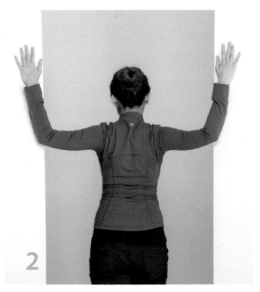

① 문틈이나 벽 모서리에 어깨 높이만큼 양팔을 벌려 위치합니다.

② 한쪽 다리씩 번갈아 앞으로 위치하여 5초간 가능한 만큼 앞무릎을 구부립니다.

③ 3회 반복합니다.

③ 체스트 오픈 3

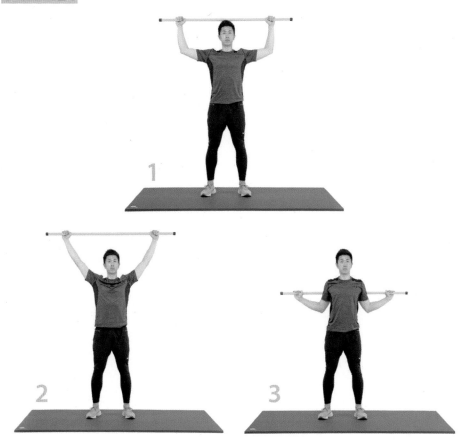

① 자신의 발 2개 간격으로 양발을 벌린 뒤 선 뒤 스트레칭 봉을 잡고 머리 위에 위치한 뒤, 양손의 위치를 확인합니다. 이때 팔꿈치가 90도 정도로 구부러질 만큼 양손을 위치합니다.

② 팔꿈치를 펴서 머리 위쪽으로 스트레칭 봉을 들어 올립니다.

③ 팔꿈치를 구부려서 등 뒤쪽으로 스트레칭 봉을 내립니다. 5초 유지합니다(5회 반복).

7) 머리는 흔들림 없어야 한다

걷는 동안 머리는 흔들림 적어야 합니다. 방향을 바꿀 때에는 몸통, 다리보다 먼저 목적지를 향해야 하므로 머리와 연결된 경추부에 충분한 가동성이 필요합니다. 주변 환경에 대한 인지와 균형을 잡기 위한 머리의 노력은 굴곡-회전-신전이라는 3차원적 움직임의 범위를 가지고 있어야 합니다. 이러한 움직임을 위한 3단계 운동을 다음 설명처럼 실시합니다.

① 굴곡 위치 놓기(flexion placing)

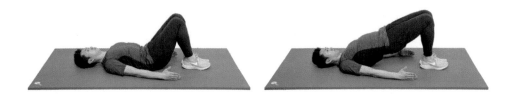

① 바로 누운 자세에서 무릎을 구부리고 다음 동작을 준비합니다. 이때 양쪽 견갑골을 서로 모은 상태에서 귀 어깨가 서로 멀어지도록 견갑골은 하강시켜 놓습니다.
② 꼬리뼈부터 척추를 한 분절씩 구부리면서 골반을 들어 올립니다.
③ 골반을 내릴 때에는 역으로 척추를 한 분절씩 펴서 내려놓습니다.
④ 골반을 한 호흡에 올리고, 한 호흡에 내립니다. 이때 턱이 들리지 않도록 주의합니다.
⑤ 10회 반복합니다.

② 회전 위치 놓기(rotation placing)

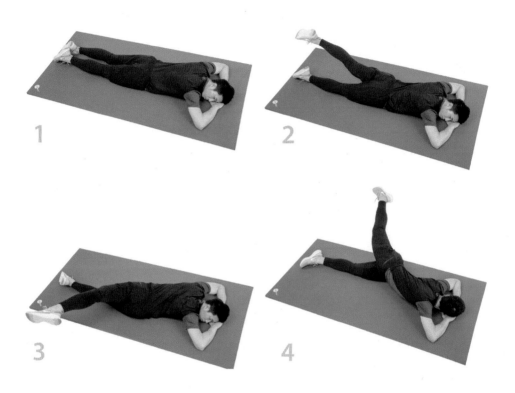

① 엎드려 누운 자세에서 깍지 낀 손은 이마 아래 놓습니다. 이때 머리는 한쪽으로 돌려놓
   습니다.
② 뒤통수 쪽의 다리를 들어 올린 뒤 반대쪽으로 몸통을 회전합니다. 5초 유지합니다.
③ 양쪽 3회 반복합니다.

③ 신전 위치 놓기(extension placing)

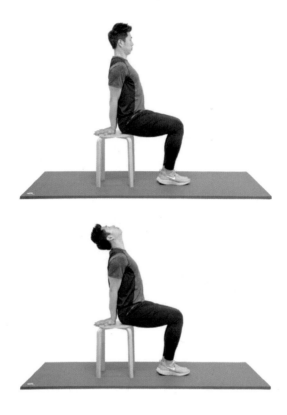

① 팔꿈치가 펴진 상태에서 손끝이 뒤쪽으로 가도록 몸통 뒤에 위치합니다. 이때 두 손 사이는 가능한 만큼 서로 붙이고 엉덩이 쪽으로 가깝게 위치합니다.
② 머리-상부경추-하부경추 순서대로 경추 각 분절을 신전시킵니다.
③ 머리가 원위치로 돌아올 때에는 역순으로 실행합니다.
④ 머리를 한 호흡에 젖히고, 한 호흡에 원위치 합니다.
⑤ 3회 반복합니다.

3

걷는 움직임 교정

인간은 동물들과 달리 직립보행을 하므로 높은 수준의 문명을 만들었습니다. 걷는 동안 다리는 안정적인 이동을 담당하고 손은 창조적 일에 자유로울 수 있습니다. 걷는 동안의 사색과 생각의 정리는 마음의 평화를 유지하고 정신세계를 한 차원 더 높일 수 있으며, 스스로 활력을 줄 수도 있습니다. 유산소 운동의 효과로서도 좋은 운동이 됩니다.

하지만 아무도 아이에게 '이렇게 걸어라'하고 알려주지 않습니다. 알려준다고 해도 어린 아이가 따라 하기 쉽지 않습니다. 실제로 청소년이나 성인의 경우에도 스스로 걸음걸이를 교정하기 쉽지 않습니다. 왜냐하면 걷기는 신경발달 과정을 통해서 형성된 결과적인 움직임이라서, 결국 자동화(automatic) 시스템으로 우리 몸에 기억되기 때문입니다.

이제까지 걷기 전 단계의 기본 움직임의 원리를 설명했다면, 이 장에서는 바르게 걷는 방법을 소개하겠습니다. 불량한 걸음과 정상보행에 대한 이해 그리고 보행교정 운동은 자동화 시스템의 걸음걸이를 고치는 데 도움이 될 것입니다.

1) 예상되는 불량 걸음

많은 사람들이 병원이나 운동센터에서 바른 자세를 회복하기 위한 재활훈련을 받습니다. 그러나 아직 보행교정까지 하는 곳은 드물기 때문에 사람들의 걸음은 제각각입니다. 예를 들어 허리가 아픈 경우, 보폭을 크게 하면 요추의 과도한 회전이 일어나 허리 축에 걸리는 장력이 커져서 요통을 더욱 심하게 만듭니다. 척추재활운동도 중요하지만 보폭을 줄이는 것이 더 중요합니다.

만일, 사람의 좌우 보폭이 다르다면 더욱 큰일입니다. 좌우 비대칭의 힘은 온 몸의 관절 곳곳에 각기 다른 스트레스를 주기 때문에 증상이 여러 곳으로 확대됩니다. 또한 결과적으로 좌우 비대칭의 자세는 측만증으로 발전하게 됩니다. 그렇기 때문에 바른 자세로 걷는지 확인하고 불량한 걸음걸이일 경우 교정할 필요가 있습니다.

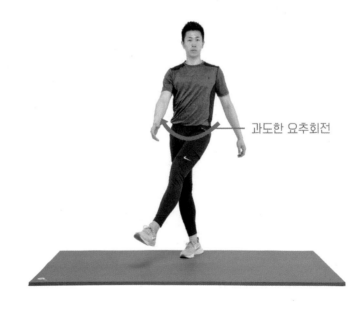

과도한 요추회전

불량한 걸음걸이는 병을 만들 수도 있습니다. 바른 자세로 걷지 않으면서 아프지 않을 것이라고 기대할 수는 없습니다. 바른 자세와 바른걸음은 같은 의미를 가집니다. 과도하게 양쪽 발의 간격을 넓히고(정상적인 발의 간격은 2~7cm) 걷는다면 어떻게 될까요? 이런 걸음은 무게중심점을 무릎 내측으로 오게 만들어 내측연골과 인대에 병을 주고, 결과적으로 'O'자형 자세를 만들게 됩니다.

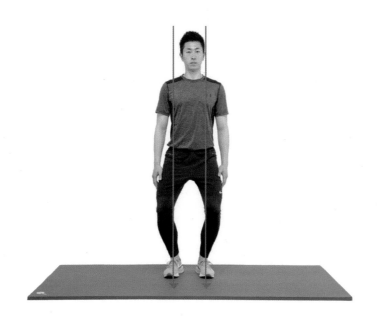

팔꿈치를 구부린 상태에서 과도하게 흔들며 걸으면 어떨까요? 어깨 앞쪽 근육에 과도한 긴장을 만들어 결과적으로 상완이두근 건초염 내지 상완골 전방 불안정을 만들 수 있고, 어깨가 말려 있는 둥근 어깨 자세의 원인이 될 수도 있습니다.

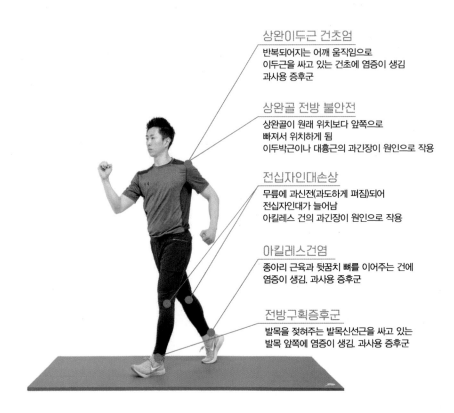

상완이두근 건초염
반복되어지는 어깨 움직임으로
이두근을 싸고 있는 건초에 염증이 생김
과사용 증후군

상완골 전방 불안전
상완골이 원래 위치보다 앞쪽으로
빠져서 위치하게 됨
이두박근이나 대흉근의 과긴장이 원인으로 작용

전십자인대손상
무릎에 과신전(과도하게 펴짐)되어
전십자인대가 늘어남
아킬레스 건의 과긴장이 원인으로 작용

아킬레스건염
종아리 근육과 뒷꿈치 뼈를 이어주는 건에
염증이 생김. 과사용 증후군

전방구획증후군
발목을 젖혀주는 발목신전근을 싸고 있는
발목 앞쪽에 염증이 생김. 과사용 증후군

과도한 발목 구르기를 시행하면 어떻게 될까요? 종아리 근육을 과도하게 사용하게 돼서 전방 구획증후군 내지 아킬레스건염을 악화시킬 수 있습니다. 뒤꿈치를 과도하게 들고 걸으면 아킬레스건이 잘 늘어나지 않게 되어서 무릎이 과신전되는 전십자인대 손상을 유도하는 걸음이 될 수도 있습니다. 바른 자세와 바르게 걷기는 질병 예방과 관리 차원에서 매우 중요합니다.

2) 바르게 걷기 위한 노력

첫 번째 노력은 발의 8도 외측 벌어짐 각도를 유지한 채 내측 복숭아뼈와 무릎이 스치듯이 걷는 것입니다. 항상 무릎(슬개골)은 정면을 향해야 합니다. 과도한 안짱이나 11자 형태로 걷지 않습니다. 발의 좌우의 모양새가 똑같 아야 좌우 비대칭이 발생하지 않습니다. 무릎과 발 사이 가 벌어지지 않도록 주의합니다.

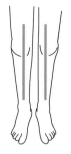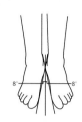

두 번째는 가능한 뒷발의 발바닥을 오랫동안 붙이려고 하는 노력입니다. 이렇게 해야 추 진력을 얻기 위해 엉덩이 근육을 쓸 수 있습니다. 그렇지 않으면 종아리 근육으로 걷게 되 어서 종아리에 쥐가 나고 붓는 원인이 됩니다. 발의 구르기가 자연스럽게 뒤꿈치에서부터 발바닥 그리고 발가락 순서로 진행되어야 합니다. 이것을 **발꿈치–족관절–전족부 흔들지 레 기능**이라고 합니다. 정상 앞뒤 발 사이 간격은 자신의 발 1개 반 정도가 적당합니다.

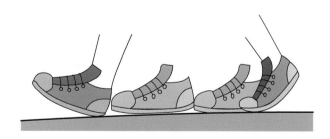

세 번째는 가슴을 펴고 걷는 노력입니다. 척추를 바로 세워야 내장기와 팔다리로 가는 신경 혈관의 소통이 자유로워집니다. 척추를 구부리면 속이 상하고 팔다리가 고생합니다. 등을 구부리고 걷는 것은 몸을 망치는 지름길입니다. 등을 구부린 채 걸으면 머리와 어깨가 전방으로 빠지기 때문에 거북목 증후군의 원인이 됩니다. 안면이 수직선과 평행하게 위치해야 합니다. 시선 처리를 적절히 해서 머리를 숙이거나 턱이 들리지 않도록 해야 뇌로 올라가는 혈관이 압박받지 않습니다. 걷기가 어지럼증으로 이어지지 않도록 머리의 정수리가 위로 길어지는 느낌으로 걸으면 좋습니다.

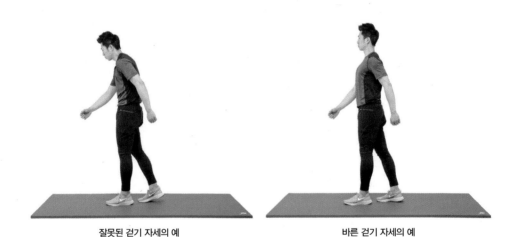

잘못된 걷기 자세의 예   바른 걷기 자세의 예

움직임 Tip

거북목 증후군
머리가 원래 위치보다 앞으로 빠진 상태로, 마치 거북이처럼 보인다고 해서 거북목 증후군이라고 합니다. 만성두통, 목-어깨통증, 가슴-등 통증, 팔 저림, 만성피로 등이 대표적인 증상입니다.

3) 걸음걸이 교정 운동

걷기에 대한 실제적인 교정 운동은 일자 걷기 운동으로 시작합니다. 전후좌우 몸의 치우침이 없도록 하기 위해 양발의 위치를 정해 놓고 걷습니다. 늘 일정한 거리감으로 발을 놓기 때문에 무게중심점을 잡기 위한 각 관절 별 노력이 일정하게 되는 장점이 있습니다.

이 운동은 균형감각을 최대한 높이면서 평형감각을 기를 수 있는 좋은 움직임입니다. 건물을 지을 때 벽돌을 쌓는 것처럼 기울어지지 않도록 주의하면서 아래부터 차근차근 쌓는다고 생각하면 좋습니다. 먼저 발부터 위치(setting)해 놓은 연습으로 시작해서 그다음에 무릎-고관절-골반-체간-팔 순서대로 진행합니다.

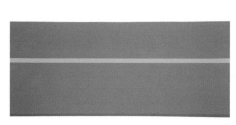 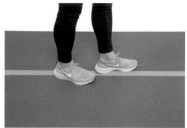

일자 걷기 테이프 모양   양발의 옆모습

처음 시작 자세는 손 뒤로 깍지 낀 채 가슴을 편 자세입니다. 만약, 이 자세가 어려우면 봉을 이용해도 됩니다. 그다음 아래 내용을 참조해서 진행합니다. 걸음걸이 교정 운동을 할 때에는 3~5m 길이의 테이프를 바닥에 붙여놓고, 걷는 자세를 볼 수 있는 거울 앞에서 하는 게 좋습니다. 전진과 후진을 3회 이상 반복하면 효과적입니다(익숙해지는 데 2~3주의 시간이 필요합니다).

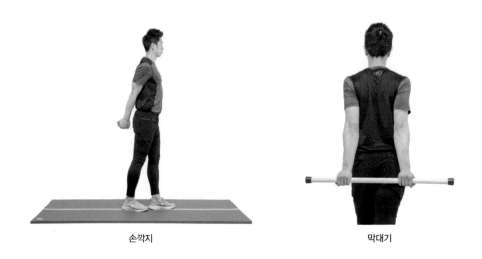

손깍지   막대기

① 발

5cm 폭의 테이프 위에 양발을 앞뒤로 위치해 놓습니다. 이때 발뒤꿈치는 테이프 중앙에 위치하고, 엄지발가락은 발톱 내측 모서리가 테이프 폭 끝 선에 위치하도록 합니다. 뒷발의 발가락과 앞발의 뒤꿈치는 서로 붙인 상태로 앞뒤 길이는 고정해 놓습니다.

이러한 모양새가 유지되도록 집중하면서 앞으로 걷습니다. 움직이는 박자는 움직일 때 1초, 멈춰설 때 1초입니다. 정확히 하는 것보다 박자에 맞추는 것이 더 중요합니다. 왜냐하면 걸음 자체가 자동화 시스템이기 때문에 이렇게 움직임과 멈춤을 박자에 맞추어서 훈련하는 것이 몸에 기억되어 걸음에 도움이 되기 때문입니다. 전방 움직임이 익숙해지면 후방 움직임도 연습합니다. 뒤로 걷기는 환경에 대한 우리 몸이 어떻게 위치하는지에 대한 감각을 높이는 데 도움이 됩니다.

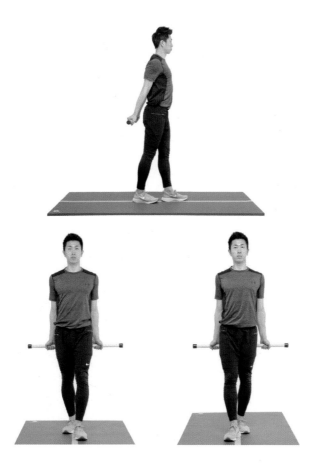

일자 걷기 운동 정리

① 길이 3~5m, 폭 5cm 테이프 바닥에 붙임

② 8도 외반과 앞뒤 발을 붙인 자세로 시작(이때, 손은 등 뒤로 잡고 가슴은 편 상태)

③ '움직이고 1초, 멈추고 1초'라는 구령과 함께 움직임

④ 전진과 후진을 각 부위별 3회 반복함

⑤ 테이프 위에서 평소같이 걷되, 뒤꿈치 중앙화만 지키고 3회 걸음
   - 1일 5분씩 실행하고, 2주마다 단계를 바꾸어 진행함

② 무릎

테이프를 따라 걷는 게 익숙해지면 무릎을 위한 걷기 교정을 시작합니다. 발의 위치는 똑같이 두고 두 무릎을 구부리면서 1초, 구부린 상태로 정지하면서 1초, 앞으로 발을 가져다 놓는 펴는 동작으로 1초, 두 무릎을 편 상태로 정지하면서 1초로 진행하면 됩니다.

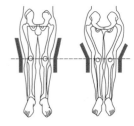

Q-angle-대퇴의 내측 기울기 각도
▲ 정상은 대개 15도 내외(13~18도)

양 무릎이 구부려졌을 때에는 앞에서 봤을 때 뒷무릎이 보이지 않을 정도로 겹쳐 놓습니다. 이러한 움직임은 대퇴의 Q-angle을 교정하는 효과가 있습니다.

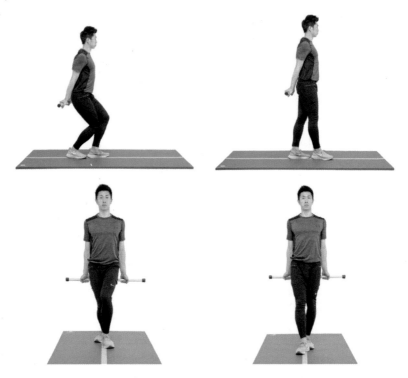

③ 고관절

발과 무릎이 교정되면 고관절의 체중 부하 기능을 위한 교정 운동을 시작합니다. 발의 위치는 똑같이 하고 골반을 한쪽 발의 새끼발가락 쪽으로 옮겨놓으면서 1초, 뒷발 앞으로 옮기면서 1초, 다시 반대쪽으로 체중 이동하면서 1초, 다시 뒷발 앞으로 옮기면서 1초로 진행합니다. 이때 골반 위 체간이 옆으로 기울어지지 않고 직립자세를 온전히 유지하는 데 집중합니다.

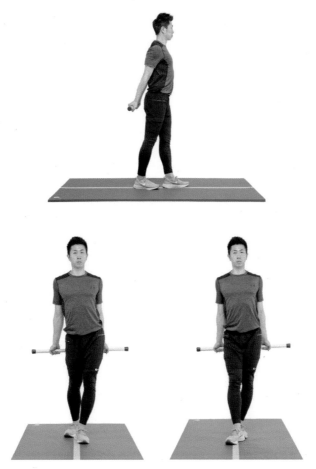

④ 골반

발-무릎-고관절 위로 완전한 체중 부하가 완성이 되면 체간과 골반의 상방 회전에 대한 교정 운동을 시작합니다. 발의 위치는 똑같이 두고, 깍지 낀 손을 어깨높이에 위치해서 팔을 앞으로 쭉 뻗은 자세로 시작합니다.

뒷발을 앞으로 가져와 구부려서 무릎은 배꼽 앞에 위치하고 하퇴는 수직이 되게 합니다. 이때 발은 구부린 상태로 유지합니다. 이런 자세로 1초 유지한 후, 앞다리를 땅에 내려놓고 1초, 뒷발 앞으로 가져와 구부리면서 상체는 구부린 다리 쪽으로 회전하면서 1초, 다시 다리만 내려놓기 1초로 진행합니다. 다리와 몸통회전을 반대로 하며 계속 진행합니다. 팔꿈치가 구부러지지 않도록 집중하면서 몸통회전은 반대쪽 팔꿈치가 반대쪽 어깨위치만큼 오는 정도로 합니다.

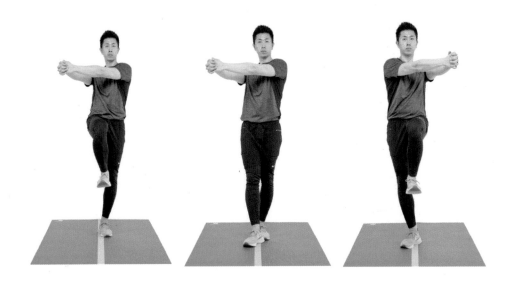

⑤ 체간

몸통과 다리의 선택적이고도 통합적인 움직임이 완성이 되면 머리와 팔, 몸통 간에 상방 회전에 대한 교정 운동을 시작합니다.

발의 위치는 똑같이 두고, 깍지 낀 손을 머리 뒤에 위치에서 시작합니다. 골반 때와 마찬가 지로 뒷발을 앞으로 가져와 구부려서 멈추고 1초, 다리 내려 놓고 1초, 다시 뒷발 앞으로 위치하면서 상체는 구부린 다리 쪽으로 회전하고 1초, 다시 내려 놓고 1초로 진행합니다.

골반교정 운동과 몸통과 다리의 움직임은 같고, 손의 위치만 다릅니다. 팔과 몸통의 회전 에 머리자세유지 능력이 방해받지 않도록 하는 훈련입니다.

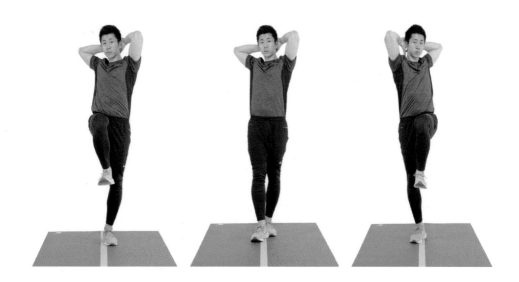

4) 유산소 운동으로서의 걷기

유산소 운동은 심폐기능을 향상시키며 몸속으로 유입된 산소가 우리의 모든 움직임에 쓰입니다. 이 움직임은 두뇌, 내장기, 기본 골격근, 림프 혈관의 모든 움직임을 포함합니다. 그래서 유산소 운동은 건강증진 뿐만 아니라 질병 치료에도 탁월한 효과가 있습니다. 유산소 운동으로서 걷기는 많은 사람들이 실행하고 있는데, 걷기 운동의 강도를 설정할 때에는 일반적으로 카보넨 공식을 사용합니다.

> **카보넨 공식**
>
> **목표 심박수 =안정 시 심박수 +{(최대 심박수−안정 시 심박수) × 운동 강도(%)}**

안정 시 심박수는 1분 동안 뛰는 심장박동수를 말합니다. 보통 60~100회 사이를 정상범위라고 합니다. 운동을 할 때 목표 심박수를 유지하면 안정 시 심박수를 낮출 수 있습니다. 그만큼 심장을 튼튼하게 만들어줄 수 있습니다.

안정 시 심박수는 충분한 잠을 자고 일어난 아침 자신의 경동맥, 요골동맥, 심장 등에 손을 데고 맥이 1분간 몇 번 뛰는지 세어보면 알 수 있습니다. 5일 동안의 평균치가 자신의 안정 시 심박수입니다. 이렇게 설정된 안정 시 심박수를 가지고 카보넨 공식에 적용하여 자신에게 맞는 목표 심박수를 설정하고 걸으면 됩니다.

나이에 따른 심박수(안정 시 심박수 80, 강도는 60%)

나이	25	30	35	40	45	50	55	60	65	70	75	80
최대 심박수	195	190	185	180	175	170	165	160	155	150	145	140
안정시 심박수	80	80	80	80	80	80	80	80	80	80	80	80
목표 심박수	149	146	143	140	137	134	131	128	125	122	119	116

건강을 위해서는 자신의 최대심박수의 60%, 다이어트를 위해서는 70%, 체력증진을 위해서는 80% 이상의 유산소 운동이 필요합니다. 만약, 목표 심박수 설정이 어렵다면 ① 숨쉬기 어렵지 않을 정도의 저강도, ② 숨이 차지만 대화할 수 있을 정도의 중강도, ③ 대화하기 어려울 정도의 고강도로 설정해도 좋습니다.

걷는 속도는 평균적으로 분당 82m입니다. 성인남자는 보통 분당 80~91m이고 여자는 분당 73~81m이고 65세 이후부터 보행속도는 더 느려집니다. 일반적으로 분당 보폭(step) 수(cadence)는 약 120보입니다. 일반 성인이 분당 120보로 82m를 걸어서 30분 걷기가 무리가 없다면 건강하다는 증거입니다. 만일 그렇지 않다면 건강의 기본기를 가지기 위해서 노력해야 할 것입니다. 목표 심박수를 낮추어서 좀 더 오래 걷거나, 점진적으로 시간을 늘려가는 것이 좋습니다.

속도에 따른 분류

발을 질질 끄는 것처럼 걷는다	약 30M/분 (약 1.8km/시)
어슬렁거리다	약 60M/분
보통의 속도	약 82M/분 (약 5km/시)
빠른 걸음	약 100M/분
약간 느리게 뜀	약 200M/분 (약 12km/시)
보통 빠르기로 뜀	약 300M/분
전력 질주	약 600M/분 (약 36km/시)

5) 걷기운동의 효과

예전 영등포에서 일할 때 집이 회기동이었습니다. 가끔 고민이 많을 때면 집까지 걸어가 곤 했습니다. 23시에 출발하면 아침 6시에 도착합니다. 걷는 동안 시간의 변화에 따라 많은 사람들을 볼 수 있었습니다. 23시~01시경에는 밤늦게까지 열심히 일하시는 분들을 보면서 힘을 얻고, 2~4시경에는 남대문-동대문을 거치면서 새벽 장사 하는 분들을 보면서 힘을 얻고, 5~6시경에는 아침 일찍 출근하는 분들을 보면서 힘을 얻었던 생각이 납니다.

우리는 목적지를 향해서 걷습니다. 마지막 목적지나 그 과정에서 만나는 각종 공간은 우리에게 즐거운 상상을 하게 합니다. 식당, 커피숍, 햄버거집, 아이스크림 가게 등은 맛을 생각하는 중추를 자극합니다. 극장, 미술관, 공원 등의 공간은 좋은 이미지를 떠올리는 중추를 자극합니다. 즐거운 곳을 향하는 당신의 걸음은 당당해집니다. 은행, 직장, 우체국, 슈퍼, 시장, 백화점, 병원 등의 공간은 당신에게 논리적인 사고를 하게끔 합니다.

사고의 전환에는 모티브가 필요합니다. 오 헨리의 《마지막 잎새》라는 소설에서 마지막 나뭇잎이 떨어지면 자신이 죽는다는 생각을 하는 주인공을 위해 할아버지가 나뭇잎 하나를 벽에 그려 넣습니다. 그로 인해 주인공은 삶의 희망을 갖습니다. 걸으면서 눈에 보이는 모든 것들은 생각의 전환점이 됩니다.

화가 날 때 걸어보십시오. 쇼윈도에 비친 내 모습에 기분이 달라지고, 예쁘고 멋진 사람들을 보고 또 기분이 달라지고, 위험한 사고를 피한 순간에 또 달라지고, 오래 걷다 보면 지쳐서 또 기분이 달라집니다. 걷기는 내 안에 있는 여러 명의 스승을 만날 수 있는 시간을 줍니다. 그들과의 만남 속에서 진정 내가 원하는 것이 무엇인지 다시 알게끔 해주기도 합니다. 스트레스를 받으면 도파민과 세로토닌의 부족으로 움직이기 싫은 마음이 생깁니다.

하지만 그래도 걸으면 도파민이나 세로토닌 분비가 촉진되어 훨씬 더 기분 좋은 상태가 됩니다. 이것은 뇌 훈련이기도 합니다. 강태공이나 면벽하는 스님이나 앉아서 천리를 보는 것은 내공의 의미입니다. 걷기의 내공은 정신적으로 긍정적인 효과를 줍니다. '걸으면 산다'라는 말입니다.

휴가지에서 우리는 각자 원하는 대로 걷습니다. 쇼핑과 관광, 그리고 느린 산책과 해변걷기 등을 합니다. 그리고 파라다이스에 가서 걷기를 늘 꿈꿉니다. 걷기는 건강한 삶의 증거입니다. 걷기 같은 유산소 운동을 하면 우리 뇌에 뉴런을 형성하는 줄기세포가 계속해서 생겨납니다. 또한 성장인자가 뇌에 전달되어, 학습, 기억, 사고, 감정조절 능력의 향상으로 이어집니다. 그래서 건강한 걸음걸이는 건강한 정신을 만들 수 있습니다.

걷기운동은 대표적인 전신운동입니다. 근골격계, 순환계, 소화계, 호흡기계, 비뇨기계, 생식기계, 내분비계, 신경계 등 우리 몸의 모든 시스템에 도움을 줍니다. 근력 및 근지구력 운동과 유산소 운동으로서의 효과부터 정신, 심리, 사회적으로 훌륭한 운동입니다. 기초대사량을 유지하기 위한 대표적인 움직임이기 때문에 예방의학 관점에서도 중요한 운동입니다. 걷기는 가장 안전하고 경제적이며 효율적인 운동입니다.

① 피부계
림프, 혈액순환이 원활하지 않으면 지방세포 사이에 부종이 형성되면서 피부조직의 그물망 구조를 비후(과형성)된 곳에 콜라겐 섬유가 노폐물과 지방세포를 결합하여 결절을 형성시켜 셀룰라이트라는 특정 지방 덩어리를 만듭니다. 특히, 많이 움직이면 좋을 만한 신체부위인 허벅지, 엉덩이, 복부, 팔뚝 등에 잘 발생합니다. 이것은 하루 동안의 움직임이 습관적으로 정해진 움직임만 했을 때 형성되고 특히 하루 중 걷기가 극히 제한된 사람들에게서 더욱 잘 발견됩니다. 피부대사증후군이라 볼 수 있는 셀룰라이트는 저체온증을 가져옵니다. 저체온증은 피부를 거칠게 만들고 순환장애의 문제를 끊임없이 일으킵니다. 체온이 1도 오르면 면역력이 5배 오르고, 1도 떨어지면 면역력이 30% 떨어집니다. 충분한 시간을 가지고 하는 유산소 운동인 걷기는 체온을 올리고 셀룰라이트 해결에 큰 도움을 줍니다.

② 내분비 · 소화기계

걷는 동안의 몸통의 울림은 장기의 연동운동을 도와줍니다. 이것은 소화효소의 화학적 물리적 화합을 촉진하며 특히, 변비에 도움이 됩니다. 또한 호르몬의 분비가 이루어지는 장기들의 적절한 위치를 찾게 해주어서 호르몬의 분비를 적당하게 만들어 냅니다. 특히, 혈압을 내리는 도파민을 증가시키고, 혈압을 올리는 카테콜아민의 분비가 억제됩니다. 식후 걷기는 위장 및 전신건강에 좋습니다.

③ 순환 · 호흡기계

걷기를 통한 혈액순환증진은 심장병, 뇌졸중, 성인병, 당뇨병을 예방하는 데 도움이 됩니다. 장시간 움직이지 않으면 혈관 내에 혈전(찌꺼기)을 쌓이게 하고, 심장을 싸고 있는 심낭에 지방이 쌓여 심혈관계기능 저하의 원인이 됩니다. 이것은 폐기능 저하, 신진대사 기능 저하, 만성피로와 혈관질환, 저체온증, 면역력 약화 등의 문제를 발생시킵니다. 걸을 때 생기는 리듬감으로 심박동과 더불어 몸의 활력을 줍니다.

④ 신경 감각계

신경운동발달을 통해 자동성립된 걷기는 자동화(automatic) 시스템으로 우리 몸에 기억됩니다. 그래서 걷게 되면 자율신경의 작용이 원활하게 됩니다. 두려움이나 우울증이 완화되고 신체에 활력을 줍니다. 걷는 동안 자연스럽게 드는 사색은 사고력과 논리력을 향상하는 등의 뇌를 자극해서 스트레스 조절에 큰 도움을 줍니다. 특히, 걷기는 우울증에 영향을 주는 노르아드레날린, 도파민, 세로토닌 등의 균형유지에 도움을 줍니다. 신경재활에 있어서도 독립적인 보행을 위한 재활치료는 뇌손상 환자의 회복에 큰 도움을 줍니다. 신경이 재생되지 않지만, 다른 경로의 신경회로 형성을 돕기 때문에 뇌세포가 손상된 환자들은 끊임없이 걷기능력 회복운동으로 뇌가 다른 경로로 살아나길 기대하게 됩니다.

⑤ 근골격계

칼슘을 섭취해도 근육운동을 하지 않으면 칼슘이 빠져나와 뼈가 약해집니다. 걷기운동은 전신 근육운동입니다. 특히, 감속과 충격흡수를 위한 전경골근, 대퇴사두근, 중둔근 그리고 가속과 추진력을 위한 비복근, 대퇴사두근, 대둔근, 복근, 광배근의 힘을 강화합니다. 걷기는 근육과 뼈를 강화하여 아이에게는 성장의 이익을, 성인에게서는 근육활동의 이익을, 노인에게는 골다공증 예방의 이익을 줍니다. 다이어트를 원하는 사람에게는 지방을 연소시키는 능력이 뛰어난 지근섬유(slow twitch) 트레이닝의 효과를 줍니다.

지근	속근	
Type I	Type IIa	Type IIb
느린 근육 수축	빠른 근육 수축	매우 빠른 근육 수축
유상소성 운동에 활용	무산소성 운동에 활용	무산소성 운동에 활용
근지구력 운동에 활용	짧은 시간 근력운동에 활용	순간적인 최대근력 운동에 활용
피로에 강함	피로에 빨리 지침	피로에 매우 빨리 지침
걷기, 마라톤	레슬링, 보디빌딩	스프린트, 역도

⑥ 비뇨생식기계

사람은 신경운동발달을 통해 코어근육이 발달합니다. 복횡근이 수축하고 위 횡격막 그리고 아래 골반기저근(회음근 포함)이 거의 동시다발적으로 수축합니다. 두 발로 독립적으로 서기 위해서 구르기를 통해서 복근이 발달하고, 기어가기를 통해서 내전근이 발달하고, 앉았다 일어서기를 통해 둔근이 발달합니다. 완전 일어서기를 완성한 후 걷기를 시작합니다. 보통 만2년이 지나야 독립적인 걷기가 완성이 됩니다. 그리고 그제야 대소변을 가릴 줄 아는 사람이 됩니다. 직립보행의 시간이 길어질수록 항문올림근을 포함한 골반기저근의 조절능력이 좋아집니다. 이 근육이 약화 되면, 골반장기의 탈장이나 요실금이 발생합니다.

4

근육 파워 밸런스 교정

'몸짱 신드롬'은 계속되고 있습니다. 건강함이 곧 아름다움이고 성실함에 대한 결과라는 것을 증명하기 때문에 누구나 조각 같은 몸매에 관심을 가집니다. 그래서 인간을 도와주는 모든 상품광고에는 건강한 이미지의 모델이 출현하게 됩니다.

근력은 연령과 관련이 있습니다. 주로 사춘기와 청소년기-청년기에 걸쳐 근력이 증가하며, 대부분의 근력을 이 시기에 갖추게 됩니다. 일반적으로 25세를 넘어서면 매년 최대근력의 1% 정도씩 근력이 감소하며, 65세가 되면 25세 때 근력의 60% 정도를 가지게 됩니다. 물론 개인의 라이프 스타일에 따라 근력의 정도는 다르게 나타납니다. 육체적 활동을 많이 하거나 꾸준한 근력훈련이 습관화 된 사람들에게는 근력감소가 덜 나타납니다.

일반적으로 사람들은 일상생활의 동작에서 중력에 대항하는 근육들을 지속적으로 사용하기 때문에 근력은 오랫동안 일정하게 유지됩니다. 근육이 노화되더라도 각 근섬유 횡단면 단위에서 힘을 발생시킬 수 있는 실질적 능력은 일정한 정도를 유지합니다. 연령에 따른 근력 감소는 각 근섬유 크기 감소 때문이 아니라 신경과 관절의 컨디션 저하에 따른 활동성 감소 때문입니다.

꾸준한 근력 운동은 체지방을 감소시키고 심혈관 지구력과 유연성을 유지할 수 있게 도와줍니다. 그래서 적절한 근력 유지는 모든 연령의 사람들에게 매우 중요한 의미를 가집니다. 그렇다면, 각기 다른 조건을 가진 사람들의 근력을 적절하게 만들 수 있을까요?

① 자신의 몸과 중력만 이용하는 맨몸운동을 권장합니다. 그래야 기구 없는 곳에서도 자신의 근력을 유지할 수 있기 때문입니다.

② 온 몸을 균형 있게 발달시켜야 합니다. 남들 눈만 호강시키고 자신은 괴로운 몸이 아닌, 탄탄하게 균형 잡힌 근육을 만들어야 관절의 노화를 막을 수 있습니다.

③ 적절한 운동량입니다. 운동계획을 바르게 세워야 과한 훈련으로 인해 발생하는 근골격계 손상위험에서 벗어날 수 있습니다. 과한 훈련은 피로, 신경쇠약, 스트레스 증가를 발생시킵니다.

④ 적은 시간을 들여도 효과적이어야 합니다. 현대인들은 바쁘고 빠른 시대에 살고 있기 때문에 효과적인 운동시간이 필요합니다.

⑤ 점진적인 저항운동입니다. '밀로의 법칙'은 근력운동의 원칙을 설명하기 좋은 일화입니다. 먼 옛날 밀로가 매일 학교 갈 때에 송아지를 업고 다녔고, 나중에 송아지가 성장함에 따라 밀로의 근력이 향상되어서 끝내 올림픽 금메달리스트가 되었다는 이야기입니다.

1) 근육 파워 밸런스 교정 운동

이제부터 소개하는 다섯 동작은 위와 같은 조건을 만족할 만한 근력운동입니다. 이 운동은 '파워 밸런스'라는 근력운동 프로그램입니다. 사전에 근육의 유연성과 관절의 가동성이 충분한 사람에게 적용되어야 하고, 이것은(1장 Ⅰ.탄생, 그리고 생명의 움직임에서 소개한) 신경운동발달 순서에 따라 운동이 진행되어 있습니다. **기본 움직임을 회복하고 보행이 교정 된 후에 적용하면 더욱 효과적입니다.**

만약 신체 어느 한 분절의 움직임이 제한되어 있다면 관련된 스트레칭과 함께 실행되어야 합니다. 5가지 운동은 각 연령별로 졸업포인트를 제시하고 있으며, 가장 부족한 근력부위

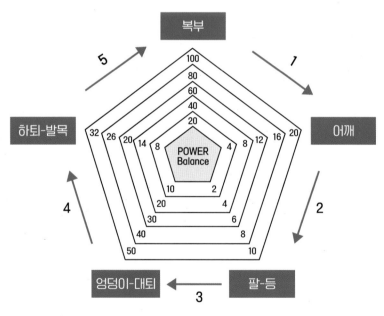

파워 밸런스를 위한 맨몸 운동

를 알게 함으로써 균형 잡힌 운동계획을 수립할 수 있습니다. 이 운동을 본인 나이에 맞게 졸업한다면 각종 스포츠를 즐기기에 부족함이 없을 것입니다.

이 운동은 복부→어깨→팔&등→엉덩이&대퇴→하퇴&발목 순서대로 진행합니다. 1회 최대횟수를 평가합니다. 매일 운동할 때에는 제일 약한 부위 기준점으로 다른 부위 운동도 강도를 낮춥니다. 에너지는 정해져 있기 때문에 강한 부위 운동 횟수는 낮추고, 약한 부위 운동 횟수는 늘려야 균형 잡힌 근육을 만들 수 있습니다(이 근력운동 프로그램은 가장 약한 부위 근육 중심으로 근력운동을 해서 신체의 균형을 맞추기 위해 고안되었습니다).

1) 파워 밸런스를 위한 맨몸 운동

① 복근운동(Hundred)

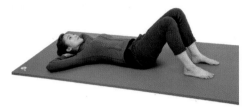 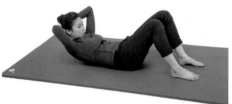

① 발바닥을 바닥에 붙이고 무릎을 세운 자세로 눕는다
② 양손은 목 뒤를 받치고, 상체를 들어 올린다.
  - 한 번에 할 수 있는 개수를 측정한다. (20대: 100개, 30대: 80개, 40대: 60개, 50대: 40개, 60대: 20개)

움직임 Tip

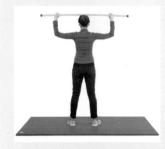 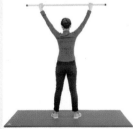 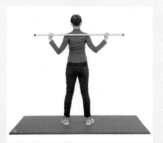

어깨 운동을 할 때 물구나무서기를 할 수 없다면 '웨이트 백 프레스'로 대신한다.
20대는 자기 체중의 1/3, 30대는 자기 체중의 1/4, 40대는 자기 체중의 1/5,
50대는 자기 체중의 1/6, 60대는 자기 체중의 1/7

② 어깨 운동: 물구나무 팔굽혀펴기(hand stand push-up)

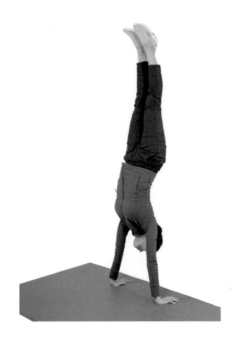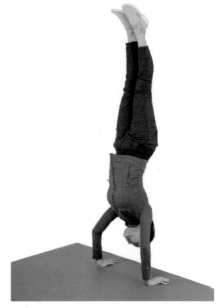

① 벽에 물구나무서기를 한다.
② 물구나무를 선 채 팔굽혀펴기 실시
  - 양팔 간격은 어깨 넓이보다 조금 더 넓게 한다.
  - 양손과 벽과의 거리는 자신의 한 뼘 거리
  - 시선은 양손 사이를 고정한다.
  - 한 번에 할 수 있는 개수를 측정한다(20대: 20개, 30대: 16개, 40대: 12개, 50대: 8개, 60대: 4개).

③ 팔, 등 운동: 턱걸이(chin up)

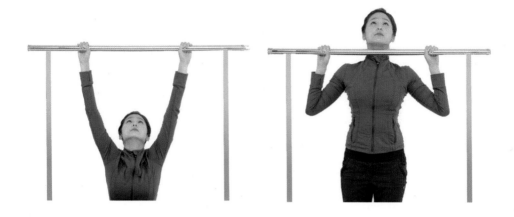

① 턱걸이 실시

- 양팔 간격은 어깨 넓이 기준으로 한다.

- 턱걸이를 할 수 없다면 점프 턱걸이로 대체한다.

- 한 번에 할 수 있는 개수를 측정한다(20대: 10개, 30대: 8개, 40대: 6개, 50대: 4개, 60 대: 2개).

④ 엉덩이, 대퇴 운동: 스쿼트(squat)

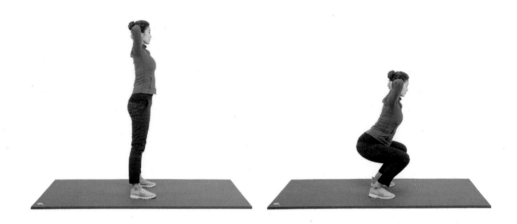

① 자신의 발 세 개 간격으로 다리를 벌리고 선다.
② 엉덩이와 무릎 높이가 같은 정도로 앉았다가 일어선다.
  - 한 번에 할 수 있는 개수를 측정한다(20대: 50개, 30대: 40개, 40대: 30개, 50대: 20개,
  60대: 10개).

⑤ 하퇴, 발목 운동: 런지 점프(lunge jump)

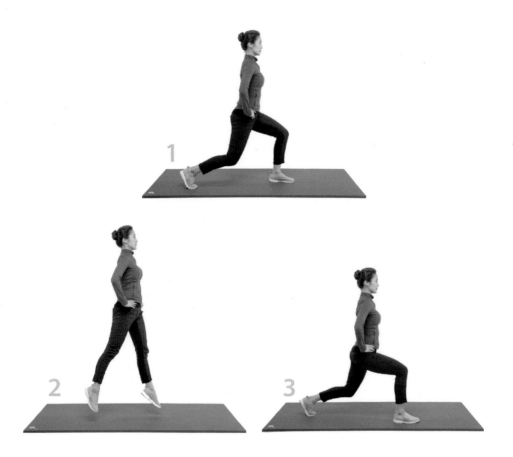

① 앞뒤 무릎을 각각 90도 정도로 구부린다.

② 점프해서 두 발의 위치를 바꾼다.

   – lunge Jump 수행 동안 양 다리 간격을 유지한다.

   – 한 번에 할 수 있는 개수를 측정한다(20대: 32개, 30대: 26개, 40대: 20개, 50대: 14개,

    60대: 8개).

3) 파워 밸런스를 위한 기구 근력운동

맨몸운동만으로 몸을 관리하는 것은 대단히 큰 인내를 필요로 한 만큼 힘이 듭니다. 운동을 처음 시작한 초보자는 특히 그렇습니다. 그러면 도중 포기하는 일이 생기기 때문에 기구를 이용한 근력운동이 좋습니다. 헬스기구를 이용한 근력운동을 하면 개별 근육에 집중할 수 있는 힘을 만들어 주고 그 근육 힘에 대한 정량치(무게감)를 알 수 있습니다. 그래서 헬스기구 운동은 각 스포츠 종목 선수들을 포함한 모든 사람들이 애용하는 매우 과학적인 운동입니다.

그러면 기구운동 프로그램은 어떤 것이 좋을까요? 얼마나 무거운 웨이트를 들어야 할까요? 운동시간은 얼마큼이 좋을까요? 자신이 들 수 있는 최대근력의 70~80% 정도로 3~5세트 정도 하면 근력이 증가한다고 합니다. 1세트 설정횟수가 8~12회면 근력이 증가하고, 12~16회로 하면 근지구력이 증가한다고 합니다. 하지만, 이 정도의 정보만으로 근육운동을 하면 위험합니다. 왜냐하면 모두다 자신의 자세를 개선하지 않고 그대로 근력을 증가시키기 때문에 자세에서 오는 스트레스와 통증을 막을 수 없기 때문입니다. 그래서 균형 잡힌 근육 만들기는 안전하고 선택적으로 실행되어야 합니다.

근력운동은 무게를 직접 이겨내야 하는 주동근의 훈련과 동시에 그것의 속도를 조절해주는 길항근의 훈련입니다. 그래서 항상 근력은 **길항근:주동근=6:4**의 비율이 되어야 좋습니다. 이 비율보다 주동근이 강하면 길항근 섬유가 끊어지는 스트레스를 받고, 반대로 길항근이 강하면 주동근 섬유가 끊어지는 스트레스를 받게 됩니다. 항상 길항근이 더 많은 파워를 가지고 있어야 주동근의 액션을 허용할 수 있습니다. 여기에서 길항근은 대부분 항중력 근육(긴장성 근육)을 말하며, 주동근은 활동성 근육(위상성 근육)을 말합니다. 이 비율은 기구별로 무게를 설정할 때 도움이 됩니다.

각 기구마다 무게설정은 앞에서 말한 맨몸 파워밸런스 기준점으로 제일 약한 근력 기준점으로 설정합니다. 복근, 어깨, 등, 팔, 엉덩이, 대퇴, 종아리 중 가장 약한 부분은 최대 근력치 만큼 실행하고 나머지 부위는 최대근력의 60% 정도로 실행합니다.

관절	길항근–주동근 근력비율	복부	복근:척추기립근 = 6:4
무릎	대퇴사두근:햄스트링 = 6:4	어깨	광배근:대흉근 = 6:4
엉덩이	장요근:대둔근 = 6:4	팔꿈치	삼두근:이두근 = 6:4

기구운동의 순서는 운동의 목적에 따라 달라지나 일반적으로 다음과 같이 진행합니다.

① 웜업→② 스트레칭→③ 근력운동→④ 쿨 다운→⑤ 마무리 스트레칭		
① warm up	트레드밀에서 서서히 속도 높이면서 걷기	
② stretching	자세교정 스트레칭	
③ strength	상체	복근 백프레스(바벨 대체 가능) 랫풀다운(세라밴드로 대체 가능) 벤치프레스(팔굽혀펴기 대체 가능) 로잉(세라밴드 대체 가능) 오버헤드 트라이셉스(바벨 대체 가능)
	하체	복근 레그 프레스(세라밴드로 대체 가능) 힙 어덕터 레그 익스텐션(모래주머니, 밴드 대체 가능) 레그 컬(모래주머니, 밴드 대체 가능) 스미스머신 스쿼트(맨몸, 바벨 대체 가능)
④ cool down	트레드밀에서 뛰다가 천천히 속도를 줄여 걷기	
⑤ stretching	자세교정 스트레칭	

몸에 열을 내지 않은 상태에서 과도한 스트레칭과 근육강화 운동을 하면 근육과 관절에 손상을 입을 수 있기 때문에 충분히 트레드밀이나 자전거에서 **웝업운동**을 해야 합니다. **스트레칭**은 온 몸을 다하는 것을 원칙으로 하나 자신에게 필요한 스트레칭을 더욱 해주어야 합니다. 앞에서 소개한 기본 움직임과 보행을 교정하기 위한 스트레칭을 우선으로 합니다. **근력운동**은 요일별 프로그램대로 진행합니다. 근육회복에는 3일간의 휴식이 필요하기 때문에 근피로가 쌓이지 않도록 주의합니다.

① 전신 컨디션향상을 위한 운동이라면 1주일에 2회 합니다.
② 상체/하체를 나누어 운동한다면 '월-상체, 화-하체, 수-유산소, 목-상체, 금-하체, 토-유산소, 일요일-휴식' 방식으로 실행합니다.

운동 중 증가한 체온과 심박수가 안정상태로 내려올 때까지 쿨다운을 하지 않으면 개별 근육에 젖산이 더욱 쌓이고 이것은 피로와 근육의 경직, 뇌빈혈 상태를 만듭니다. **쿨다운**은 그다음 일상생활로의 복귀와 그다음 날 훈련을 위해 매우 중요합니다. 마무리 **스트레칭**은 수축운동을 통한 근육의 단축현상을 막아주는 역할로 유연성을 유지하기 위해서 꼭 필요합니다.

① 상체 근력운동

1. 복근(크런치)

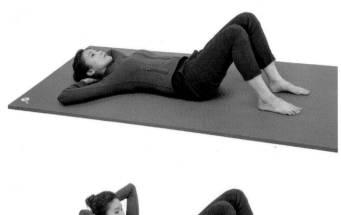

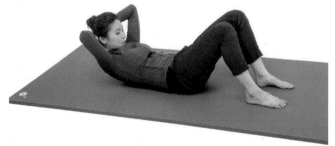

① 발바닥을 바닥에 붙이고 무릎을 세운 자세로 눕는다.
② 양손은 목 뒤로 받치고, 상체를 들어 올린다.

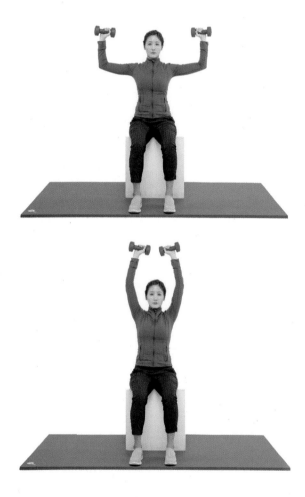

① 앉아서 덤벨을 각각 손으로 잡고 위로 들어서 모아준다.

② 아래팔을 수직으로 유지하면서 귀까지 덤벨을 내려준다.

③ 덤벨을 위로 들어서 모아준다.

3. 세라밴드를 활용한 등 운동

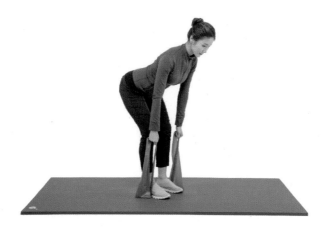

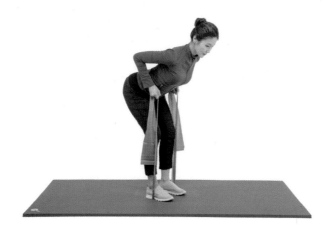

① 어깨 넓이로 세라밴드를 밟고 양 끝을 각각 손으로 잡아준다.

② 허리와 등을 똑바로 세운 후, 어깨 으쓱하지 않도록 세라밴드를 위로 당긴다.

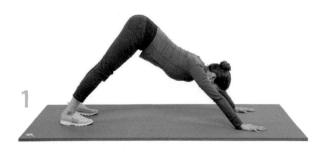

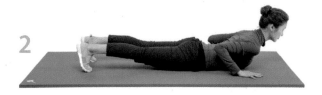

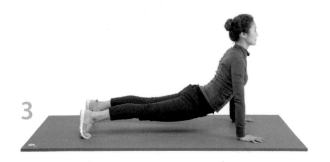

① 두 손과 발로 바닥을 지지한 후, 엉덩이를 최대한 높게 들어준다.

② 팔꿈치를 구부려주면서 머리는 앞으로 엉덩이를 밑으로 밀어준다.

③ 팔꿈치를 펴면서 머리는 위로 엉덩이는 들어준다.

5. 세라밴드를 활용한 로잉

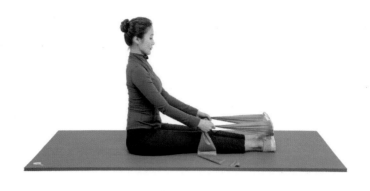

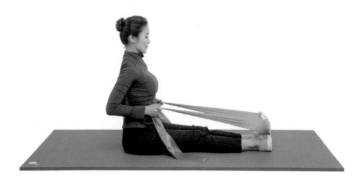

① 세라밴드를 두 발에 걸어서 잡고, 상체를 똑바로 세워서 앉는다.

② 어깨 으쓱하지 않도록 세라밴드를 뒤로 당겨준다.

6. 덤벨을 활용한 오버헤드 트라이셉스 익스텐션

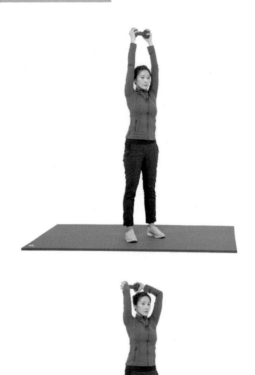

① 다리는 어깨 넓이로 벌리고 서서 두 손으로 덤벨을 잡고 머리 위로 올려준다.

② 팔꿈치가 벌어지지 않도록 유지하고 90도로 구부린다.

③ 팔꿈치를 펴면서 덤벨을 위로 들어준다.

② 하체 근력운동

1. 짐볼을 활용한 복근 운동

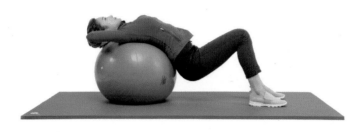

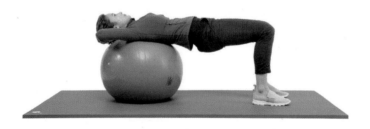

① 두 손으로 머리를 받치고 다리를 모아서 짐볼 위에 눕는다.

② 엉덩이를 최대한 올렸다가 내리기를 반복한다.

2. 세라밴드를 활용한 레그 프레스

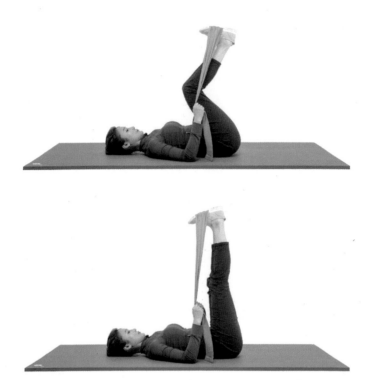

① 누워서 세라밴드를 두 발에 걸어서 잡는다.

② 무릎을 펴면서 뒤꿈치를 위로 밀어준다.

3. 수건을 활용한 힙 어덕터

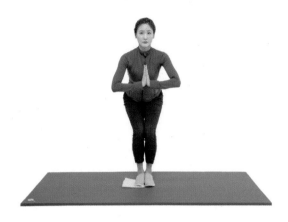

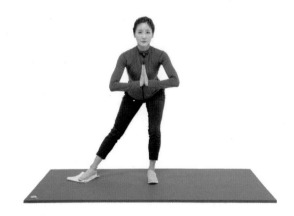

① 한발로 수건을 밟은 후, 두 발은 모으고 손은 합장한다.

② 무릎과 엉덩이를 약간 구부리고, 상체는 똑바로 세워준다.

③ 수건을 밟은 발을 옆으로 벌렸다가 다시 모아준다.

4. 모래주머니를 활용한 레그 익스텐션

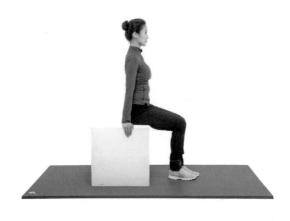

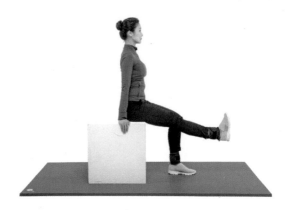

① 모래주머니를 발목에 차고, 의자에 앉아 발을 모은다.

② 한쪽 발은 지지하고 반대쪽 다리를 발목을 당긴 채로 펴주었다가 다시 구부린다.

③ 10회 정도 반복한 후, 반대쪽도 동일하게 실시한다.

5. 모래주머니를 활용한 레그 컬

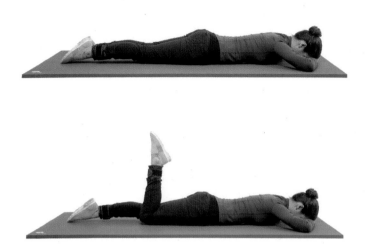

① 모래주머니를 발목에 차고, 엎드린 후 다리를 모은다.

② 허리가 들리지 않는 범위에서 한쪽 무릎을 구부려준다.

③ 10회 정도 반복한 후, 반대쪽도 동일하게 실시한다.

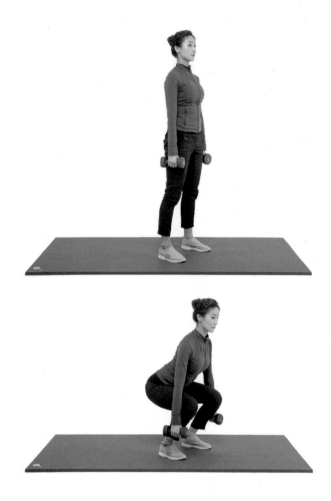

① 덤벨을 각각 손으로 잡은 후, 상체를 펴고 발은 어깨 넓이로 벌린다.

② 무릎이 안으로 모이지 않고, 엉덩이가 무릎 높이까지 오도록 앉는다.

③ 상체를 편 상태를 유지하고 숨을 내쉬면서 일어난다.

IV

건강한
움직임을
찾기 위한
생활습관

1

좋은 호흡

"호랑이게 물려가도 정신만 차리면 산다"라는 속담이 있습니다. 아무리 어려운 상황이라도 정신을 놓지 말라는 말인데, 이 상황은 호흡으로도 표현될 수 있습니다. 사람이 긴장을 하면 호흡이 흐트러집니다. 숨을 참는다거나, 숨이 가빠지면서 자신의 의도와는 다르게 땀이 나고 호흡이 빨라집니다. 이런 현상은 면접을 볼 때나 미팅을 할 때에도 나타납니다. 정서적, 정신적 스트레스는 사람의 호흡을 불량하게 만듭니다.

왜 이런 일이 발생할까요? 그 이유는 호흡의 주된 근육인 횡격막을 이용한 호흡보다 호흡보조근을 사용한 상부늑골호흡이 더욱 동원되었기 때문입니다. 여기에서 호흡보조근은 사각근, 흉쇄유돌근, 상부 승모근, 견갑설골근, 소, 대흉근 등의 목-어깨 근육을 말합니다.

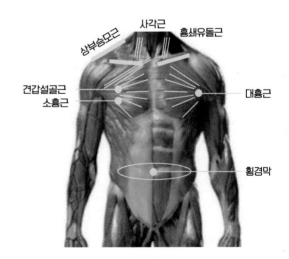

그러면 좋은 호흡이란 어떤 것일까요? 먼저 호흡기전을 살펴보겠습니다. 흉강(가슴공간), 복강(복부공간)은 횡격막으로 나뉘어 있습니다. 횡격막이 아래쪽으로 움직이면서 수축하면 흉강에 음압이 형성되어 들이마시는 호흡을 하게 됩니다. 이때 늑골은 위쪽으로 움직입니다. 횡격막이 위쪽으로 움직이는 이완 시기에는 늑골이 아래쪽으로 움직이면서 내쉬는 호흡을 하게 됩니다. 늑골을 위로 당기는 근육은 흡기근육이고, 아래로 당기는 근육은 호기근육입니다. 이런 횡격막과 늑골의 움직임이 크면 클수록 폐에 공기를 담았다가 내뱉는 양이 많아집니다.

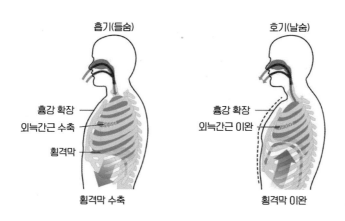

우리의 호흡은 폐에서 이루어집니다. 폐에 얼마나 많은 공기가 들어갔다가 나오느냐가 호흡의 관건입니다. 이런 가스교환을 가능하게 하는 근육은 횡격막인데, 횡격막의 활동이 부족해지면 호흡보조근육이 사용됩니다. 호흡보조근육은 평상시에는 머리와 목, 어깨의 자세유지를 위해 사용되다가 호흡량이 증가해야 하는 상황이 오면 호흡을 도와주기 위해 사용됩니다. 호흡률이 좋지 않을수록 호흡보조근의 사용은 증가합니다. 호흡보조근의 과한 활동은 목을 필요 이상으로 긴장시켜 두통, 어지러움, 목 통증, 팔 저림 등을 유발할 수 있습니다.

좋은 호흡을 하기 위해서는 횡격막의 움직임을 크게 하고 호흡보조근의 활동을 자제해야 합니다. 폐의 아래쪽 공간을 넓혀주는 횡격막 수축을 통해 숨을 들이마시고, 보다 천천히 횡격막을 위로 올라가게 하는 호기 근육의 수축을 통해 숨을 내쉬어야 좋은 호흡입니다. 숨을 들이 마시기 위해서 호흡보조근을 과도하게 사용해서 어깨를 들썩이는 호흡은 부적절합니다. 위아래 어깨 들썩임 없이 늑골 뒤쪽 아래쪽으로 깊이 횡격막을 내려주는 호흡이 좋습니다.

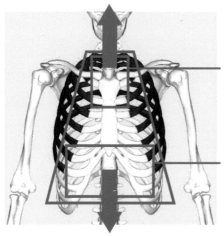

상부늑골 호흡공간
: 호흡 보조근육은 늑골을 위쪽으로 당겨 호흡공간을 만든다.

횡격막 호흡공간
: 주 호흡근육 횡격막은 늑골을 아래쪽으로 당겨 공간을 만든다.

2

음식은 잘 먹어야 한다

"밥심으로 산다"란 말이 있듯이 사람이 움직이려면 적절한 영양 섭취가 필요합니다. 만약, 영양이 합리적으로 섭취되지 않으면 사람의 몸은 저하된 물질대사 기능을 갖게 되고, 이런 불량 영양 상태가 오랜 시간 지속 되면 이것이 몸에 기억되어 위험을 감지하는 능력이 떨어지게 됩니다. 운동도 열심히 하고, 잘 먹었는데 '왜 나는 피곤하지?, 힘들지?, 살이 찌지?'하는 아이러니한 상태에서 삶을 이어가게 됩니다. 그러면 우리는 어떻게 적절한 영양을 섭취해야 할까요?

물질대사는 음식으로 섭취한 영양소를 사람이 움직이는 동안 필요한 에너지로 소비하는 작업을 말합니다. 생명활동을 위해 자세를 잡고 호흡하는 기초대사에서 60~70% 쓰고, 육체적 움직임을 위한 활동 대사에서 20~30% 쓰고, 먹고 소화되는 과정에서 열을 내는 식사 유발성 체열생산 대사에서 10~20% 쓰입니다.

기초대사의 30~35%는 근육(자세유지 근육=지근=tonic muscle)이 쓰이고, 활동대사의 대부분도 근육(활동 근육=속근=phasic muscle)에 쓰입니다. 결국 에너지 소비의 60% 이상은 근육에 쓰입니다. 근육활동의 에너지원으로는 탄수화물이 직접 쓰이고, 근육활동 후

손상된 근섬유 회복에는 단백질이 쓰입니다. 지방은 에너지 저장소로서 각 세포의 에너지가 부족하면 저장된 지방을 분해하여 에너지원으로 쓰이게 됩니다.

각 영양소를 하나씩 먹었을 때 탄수화물은 10%, 지방 10%, 단백질은 30% 정도 식사 유발성 체열생산 대사가 높게 나옵니다. 그만큼 단백질은 열량소비가 쉽게 일어납니다. 이것은 많이 먹어도 충분히 소비되는 에너지라는 말입니다.

3대 영양소	탄수화물	곡물, 빵, 감자, 고구마, 국수, 과자, 잼, 설탕 등
	단백질	고기, 두부, 콩, 우유, 달걀, 생선, 치즈 등
	지방	버터, 콩기름, 땅콩, 호두 등
3부 영양소	물	물
	비타민	당근, 고추, 감, 귤, 딸기 등
	무기질	간, 미역, 다시마, 멸치, 무청 등

신체 활동이 많은 사람일수록 단백질 섭취를 많이 해야 합니다. 육체적 활동은 근섬유 미세손상이 항시 따르기 때문에 근섬유를 만드는 단백질 섭취는 꼭 필요합니다. 만약 탄수화물과 지방이 충분한 에너지를 제공하지 못할 때 단백질이 조직 재건에 쓰이지 않고 에너지원으로 이용됩니다. 이것은 근육을 직접 깎아서 재료로 쓰는 것이기 때문에 좋은 현상이 아닙니다. 그래서 단백질 섭취는 중요한 의미를 갖습니다.

움직임의 에너지원으로서 탄수화물과 지방의 섭취도 중요합니다. 단, 지방과 탄수화물을 함께 섭취하는 것은 피해야 합니다. 탄수화물을 과다섭취하면 혈당치가 높아지고 이로 인해 인슐린이 분비되면서 혈관 안의 당을 소비하는 대사가 작동합니다. 이때 많은 근육활동을 통해서 포도당을 소비하면 다행이지만, 근육활동이 없으면 혈관에 당이 오랫동안 머물게 됩니다. 그러면 피가 끈적해지는 위험한 상태가 되기 때문에 급히 중성지방으로 바꿔서 축적하게 됩니다. 그러면 당질대사는 결과적으로 지방을 쌓는 대사로 바뀌게 됩니다. 만약 이때 과도한 지방섭취를 함께 한다면 지방과 당이 함께 체지방으로 축적되기 때문에 탄수화물과 지방을 함께 섭취하는 것은 비만의 원인이 됩니다.

지방 조직에서 분비하는 렙틴(leptin)이란 호르몬은 '지방이 많다'는 신호를 뇌에 보내서 식욕을 억제 시키는 작용을 하는데 체내에 활성산소가 많아지면 제 기능을 못하게 됩니다. 특히, 탄수화물과 함께 트랜스지방산, 과산화지방 등의 섭취가 많아지면 렙틴의 기능은 더욱 떨어집니다. 그러면 결과적으로 체지방을 더욱 쌓아 비만의 상태가 됩니다.

따라서 비만을 해결하기 위해서는 ① 필요 이상의 탄수화물 섭취를 자제하고, ② 탄수화물과 트랜스지방산(마가린)을 함께 먹는 식습관을 자제하고, ③ 탄수화물과 지방(육류: 포화지방산)을 함께 먹는 식습관을 자제하고, ④ 탄수화물과 튀긴 요리(오메가6)를 함께 먹는 식습관을 고쳐야 합니다. 그럼, 어떻게 먹어야 할까요? 보통 하루에 필요한 섭취 칼로리를 계산하기 위해 아래와 같은 방법을 씁니다.

움직임 상식

1일 총칼로리 = 표준체중((신장−100) × 0.9) × 활동지수(20~30) × 활동계수(1.2~1.7)
· 활동지수는 활동량이 많으면 30 적으면 20 중간 정도면 25로 정함
· 활동계수는 활동량이 많으면 1.7 적으면 1.2 중간 정도면 1.5로 정함
  예) 키 180cm, 체중 80kg인 일반 성인의 경우 (180−100)×0.9×25×1.5=2,700cal의 섭취가 필요함

이런 기준점으로 성인들은 하루에 2,000~3,000cal의 섭취가 필요합니다. 표준체중과 활동량이 많을수록, 하루 섭취 칼로리양은 늘어나게 됩니다. 쉽게 말해서 몸무게가 많을수록, 신체움직임이 많을수록, 많이 먹을수록 필요한 칼로리 섭취량은 많아집니다. 특히 움직이려면, 소비한 에너지를 보충하기 위해서 칼로리 섭취를 증가시켜야 합니다. 먹은 만큼 움직이고, 움직인 만큼 먹어야 합니다.

1일 섭취 칼로리양 내에서 영양소의 비율은 탄수화물 50%, 단백질 30%, 지방 20%가 좋습니다. 탄수화물은 뇌가 좋아하는 포도당이기도 하고 '글리코겐'이라는 근육의 에너지원이기 때문에 식사 때마다 섭취하는 것이 좋습니다. 에너지 비축을 위한 지방을 섭취할 때에는 탄수화물 섭취를 줄이고, 단백질은 신체를 회복시키고 강하게 만듦으로 충분히 먹는 것이 좋습니다.

먹는 것보다 '많이 움직여서 열량을 소비하면 살이 빠진다'란 말은 맞는 이야기입니다. 하지만, 열량을 소비하기 위해 운동량을 늘리면 근육이 손상 될 수 있기 때문에 물과 단백질을 충분히 섭취해야 몸에 무리가 가지 않습니다.

위는 단백질은 소화할 수 있지만 탄수화물이나 지방은 소화 시키지 못합니다. 그래서 단백질은 위에 부담을 주지 않지만, 탄수화물과 지방은 먹는 양만큼 위에 물리적인 부담을 주게 됩니다. 그래서 식사의 질적인 설계도 중요하지만 식사량의 조절도 중요합니다. 많이 먹으면 역류성 식도염과 위가 밑으로 처지는 위장 하수, 위를 매달고 있는 횡격막에 무리를 줄 수 있습니다. 약간의 포만감이 들 정도로 식사해야 하며, 호흡이 힘들 정도로 먹는 것은 자제해야 합니다.

1일 섭취 에너지양

영양소 1g당 탄수화물 4kcal, 단백질 4kcal, 지방 9kcal가 함유됨

2,000kcal(1일 총칼로리) = 1,000kcal(탄수화물) + 600kcal(단백질) + 400kcal(지방)

· 탄수화물: 1,000÷4kcal/g=250g

· 단백질: 600÷4kcal/g=150g

· 지방: 400÷9kcal/g=45g

① **에너지원 섭취**를 적절하게 하고 ② **저장**해서 비축하고 있다가 ③ **꺼내어 쓰는 일**을 잘 해야 우리 몸은 효율적으로 움직이게 됩니다.

몸무게가 정상체중보다 많이 나간다면 체지방을 줄이기 위해 탄수화물과 지방섭취를 줄여야 합니다. 체중이 적게 나간다면 지방이나 단백질 섭취량을 늘려야 합니다. 지방 섭취는 총에너지 섭취의 20% 이상이 되어서는 안 됩니다. 20% 이하의 지방은 체온유지와 장청소 및 혈관 구급약, 그리고 비상에너지로 쓰이지만, 그 이상의 지방 섭취는 저장 용기로만 사용되기 때문에 필요하지 않습니다.

육체적 활동이 많은 사람과 고강도 운동으로 훈련하는 사람들은 고당질의 식사가 필요합니다. 글리코겐을 보충해 주고 저장을 최대화시켜야 다음에 쓸 수 있는 힘이 생깁니다. 땀을 많이 흘리기 때문에 수분섭취도 탈수방지를 위해 꼭 필요합니다.

물은 건강한 움직임을 위해서 절대적입니다. 신체 조직의 70% 이상이 수분으로 구성되어 있기 때문에 물이 없으면 생명활동을 유지할 수 없습니다. 특히, 수분이 부족하면 혈액량이 줄어들기 때문에 물질대사의 기능을 방해합니다. 정상적으로 신체에서 물의 역할이 제

대로 작용하려면 하루에 2~3 리터의 물을 섭취해야 합니다.

> **1일 수분 섭취량(g) = (체중 + 키) ÷ 100**
> 키 180cm 체중 75kg인 경우 = (180 + 70) ÷ 100 = 2,550L

근육 속의 글리코겐은 수분과 함께 저장되는데 이때 수분이 부족하면 에너지를 소비하는 과정에서 글루코스라는 형태로 혈관에 남은 후 간에서 지방으로 바뀌게 됩니다. 그래서 수분이 부족하면 글리코겐이 에너지원으로 소비되지 않고 지방으로 변하게 됩니다. 즉, 물을 마시지 않고 움직이면 근육이 생기는 것이 아니라 지방이 생겨납니다.

유산소 운동의 경우 물은 '쿨링 시스템'으로서 과열을 방지해서 탈수되지 않도록 해줍니다. 탈수가 되면 운동 중에 손상을 입을 수 있고, 심해지면 열사병도 생길 수 있습니다. 보통 갈증이 느껴지기 전에 물을 마셔야 합니다. 1시간당 1리터 정도 탈수가 되므로 물을 10분 간격으로 100~200cc씩 보충해 주어야 합니다. 물론, 운동 전후에도 물을 마셔야 합니다.

1. 배고픈 시절에는 지방의 비축이 절실했습니다. 언제 얼마나 굶을지 모르기 때문에 지방을 많이 먹어야 했습니다.

2. 노동이 필요한 시절에는 탄수화물 섭취가 절실했습니다. '밥심'으로 일해야 고강도의 노동을 감당할 수 있었기 때문에 탄수화물을 많이 먹어야 했습니다.

3. 풍요로운 시대가 되자 단백질이 절실해졌습니다. 몸을 별로 움직이지 않아서 생긴 근약증을 회복하기 위해서 단백질을 많이 먹어야 했습니다.

4. 요즘에는 너무 잘 먹으려고 노력하다 보니, 편식하는 습관이 생겨서 도저히 건강을 챙길 수 없는 지경에 이르자, 치유 받기 위해 물을 많이 마시기 시작했습니다.

3

목욕을 통한 혈관 운동

원시에서부터 사람들은 물을 통해서 치유받아 왔습니다. 사람들은 화상이나 타박상을 입었을 때 또는 극한 피로가 쌓이면 '물 속에 들어가면 좋다'라는 것을 삶을 통해서 터득했습니다. 그렇다면 목욕은 어떠한 효과가 있을까요?

목욕은 피부의 각질층을 제거해서 매끄러운 피부를 만들어 줄 수도 있고, 물의 온도에 따라 달리 나타나는 몸의 반응은 체온조절의 기능과 자율신경의 기능을 높여 줍니다. 또한 물의 부력은 신체의 중량을 감소시켜 근육을 이완시켜 줍니다.

평소 우리 몸에서는 신체의 중심 체온(코어온도=약 37도)과 피부온도(약 33.3도)를 유지하고 조절하려는 작용이 계속되고 있습니다. 그래서 피부에 적용되는 온도에 따라 우리 몸의 혈관은 확장하거나 축소해서 체온의 평형상태를 유지하려는 노력을 합니다. 이런 작용 때문에 목욕은 직접적인 혈관운동에 도움을 줄 수 있습니다. 체온조절을 위해 피부로 이동되는 혈액의 움직임은 말초 순환작용 증가에 의해 회복이 촉진되어 신진대사 증진을 일으킵니다. 또한 뇌혈관의 혈액량을 감소시켜 뇌울혈(뇌에 혈액이 과도하게 모인 상태)을 없앨 수도 있습니다.

반트 호프의 법칙에 따르면 체내 화학작용은 열에 따라 온도가 상승하면 가속된다고 합니다. 그래서 체온이 1도 오르면 면역력이 5배 증가한다는 말이 나옵니다. 체온이 상승함에 따라 신진대사율이 증가하고, 혈관을 통한 백혈구의 이동이 증가하며, 근육의 이완, 국소 발한, 진통효과 등이 나타납니다. 또한 피부에 있는 감수기들은 일시적으로 자극에 대한 감지능력을 상실하여 마취가 된 것과 같은 효과가 나타납니다.

일반적으로 고온욕은 심박수를 증가시키고 혈압을 감소시키는 효과가 있습니다. 반대로 한랭욕은 심박수를 감소시키고 혈압을 증가시키는 효과를 냅니다. 신체에 적용되는 각 물의 온도에 따른 효과는 다음과 같습니다.

① 13~18도 또는 18~26도

차가운 물에서의 목욕은 체온하강과 함께 다음과 같은 효과를 냅니다. 처음 심박수는 급격히 빨라지다가 서서히 늦어지며 서서히 감소합니다. 호흡은 서서히 느려지면서 깊어집니다. 시간이 지날수록 피부혈관의 확장, 조홍, 따뜻하고 편안함 같은 반응효과가 나타나며, 피부는 부드럽고 유연해집니다. 반응효과에 의해 피부온도가 상승하며 내부온도는 저하되고 발한이 증가합니다. 한랭욕은 식욕이나 신진대사 혈압 등을 증가시키며. 원기(invigorates)를 자극합니다. 차가운 물의 이점은 해열작용이며 인체의 저항력을 증가시킵니다.

② 27~33도

미지근한 물에서의 목욕은 피부혈관의 확장과 이완으로 혈액이 말초혈관 쪽으로 이동하면서 안정 및 진정작용을 합니다. 피부 온도 33도와 같은 물의 온도는 진정효과가 있으며 물의 온도가 이보다 낮으면 해열효과가 있습니다. 미온욕은 신경불안, 불면증, 기능적 신경증, 경련성 마비 등에 효과적으로 사용됩니다.

③ 33~36도

피부온도보다 높은 33~36도의 따뜻한 물에서의 목욕은 피부의 열 발생기전을 쉬게 하여 열 생산을 줄입니다. 이것은 신경계 진정효과가 있으며, 흥분과 운동신경 활동을 감소시키며 잠을 유도하기도 합니다. 또한 근경축과 인대성 강직의 이완을 유도합니다. 신체의 중심 체온 37도보다 낮은 온도이기 때문에 해열효과도 있습니다.

④ 37~40도

고온욕은 피부에서 증발이나 발한에 의한 체열의 방출이 없기 때문에 즉시 체온의 상승이 일어나 신진대사가 증진되는 효과를 발휘합니다. 고온욕의 체온상승의 효과는 신체 각 조직의 온도를 상승시켜 통증이나 피로, 내장기의 울혈을 감소시키고, 말초순환을 증가시키며, 근육의 이완이나 근경련을 감소시킵니다.

⑤ 교대욕

온탕과 냉탕을 번갈아 몸에 적용하는 목욕법을 말합니다. 일반적으로 온탕에서 3분 냉탕에서 1분 적용합니다. 총 3회 이상이 좋습니다. 고온은 37~40도이며 한랭은 13~18도입니다. 사람마다 온도에 적응능력이 다르기 때문에 물의 온도는 '뜨겁다', '차갑다'라고 느껴질 정도면 효과가 있습니다. 교대욕은 혈관의 능동적인 이완과 수축효과가 있기 때문에 사지에서 활발한 혈액순환 증진이 일어나며, 침수하지 않은 다른 부위의 혈관운동도 좋게 합니다. 때문에 교대욕은 면역력 강화 및 강장 효과가 있습니다(단, 혈압조절의 문제, 피부의 문제가 있는 사람이라면 전문가의 지도를 받아야 합니다).

물의 온도 분류

구 분	섭씨온도	효과
매우 차다(very cold): 빙냉	0~13	섭씨 4도 이하는 조직손상의 위험 있음
차다(cold): 한랭	13~18	자극효과
시원하다(cool): 냉	18~26	자극효과
미지근하다(tepid): 미온	27~33	진정효과
조금 따뜻하다(neutral): 중온	33~35	진정효과
따뜻하다(warm): 상온	35~37	진정효과
뜨겁다(hot): 고온	37~40	자극효과
매우 뜨겁다(very hot): 서온	40 이상	40도 이상에서는 마취효과 있음

이렇게 목욕은 피부를 청결히 하고, 혈관운동에 직접적인 도움을 주는 공통 효과가 있지만, 물의 온도에 따라 다른 효과가 있습니다. 가장 좋은 목욕법은 혈관운동에 직접 효과가 있는 교대욕이지만, 신체는 항상 같은 컨디션을 유지할 수 없기 때문에 상황에 따라 달리 적용하는 것이 좋습니다. 그러면, 일상생활에서 우리는 어떻게 목욕하면 좋을까요? 다음은 상황에 따른 목욕방법입니다.

상황에 따른 목욕법

일상에서 흔히 겪는 상황	필요한 목욕법
구체적인 성과, 목적 있는 일을 추진할 때(시험, 면접, 미팅 등)	냉온욕
기분전환, 활력이 필요할 때(선택, 실수, 만회 등)	미온욕
정서적인 압박과 스트레스를 많이 받음(시험 전, 갈등, 고민 등)	상온욕
평소 하던 일 때문에 피로가 쌓여 쇠약해짐(야근, 과로, 월요병 등)	고온욕
평소와 다른 힘든 하루를 보냄(등산, 운동회, 김장 등)	교대욕

4

옷은 또 하나의 피부다

영화 '스타워즈', '슈퍼맨', '스파이더맨', '배트맨' 등을 보면 주인공은 항상 몸에 딱 붙는 옷을 입고 등장합니다. 슈퍼히어로들은 왜 한결같이 내복패션을 고집할까요? 신체강화 패션일까요? 신축성이 있으면서도 효과적인 힘을 낼 수 있을 것 같고, 가벼우면서도 강한 보호기능까지 있을 것 같습니다.

옷을 벗은 상태에서 우리는 신체움직임에 어떤 방해도 받지 않습니다. 속옷만 입었을 경우에는 크게 움직임을 제한하지는 않지만 답답함을 어느 정도 느끼게 됩니다. 속옷 위에 평상복을 입으면 분명히 움직임이 제한됩니다. 이때 평상복의 재질과 크기는 신체움직임에 큰 영향을 미칩니다. 신축성이 없는 재질은 더욱 신체움직임을 제한합니다. 운동복과 양복을 떠올리면 금방 차이점을 알 수 있습니다. 그 위에 외투까지 입으면 어떻게 될까요? 신체움직임은 훨씬 더 부자유스러워집니다.

반면에 스포츠 선수들의 옷은 좋은 신체기능을 높이기 위해서 보다 가볍고 튼튼하고 신축성이 있고 피부호흡을 방해하지 않도록 만들어지고 있습니다. 이 영향은 일반인들이 입는 트레이닝복에까지 널리 퍼져서 '핏-Fit'하게 입는 것이 유행이 되었습니다. 이런 '핏-Fit'

한 옷의 유행은 일상복, 양복, 기관 유니폼 등에게도 확대되었습니다.

요즘 유행하는 옷의 키워드는 '핏-Fit'입니다. 몸에 달라붙으면서 날씬해 보이는 옷이 유행하고 있습니다. 머리가 작아 보이고, 신체의 장점은 부각하되 단점은 보완해 보다 건강한 사람으로 보일 수 있는 보정 옷을 선호하는 시대입니다. 하지만 이런 옷은 더욱 개량되어야 할 필요가 있습니다. 그 이유는 옷의 보정능력이 실제로 옷을 벗었을 때에나 다른 옷을 입었을 때에 발휘될 수 없기 때문입니다. 그리고 '핏-Fit'한 옷 역시 신체 움직임을 방해할 수 있기 때문입니다.

몸에 밀착되는 옷은 피부와 근막의 장력에 직접적인 영향을 줍니다. '핏-Fit'한 트레이닝복을 입고 충분한 운동을 한다면 보다 좋은 효과를 얻을 수도 있지만, 운동은 하지 않고 트레이닝복을 패션으로 여겨 입고 생활한다면 우리 몸은 이 옷을 피부 근막이라고 생각하고 원래의 피부 근막 기능을 하지 않게 됩니다. 마치 옷이 근막보조기처럼 작용하게 됩니다. 근막보조기에 의존한 생활 패턴은 원래의 근막과 피부 기능을 떨어뜨립니다. 결과적으로 건조한 피부와 약한 근막 장력이 발생하고, 성장하는 어린이에게는 근막 유연성을 방해해서 성장을 저해할 수도 있습니다.
옷은 우리 몸의 기능을 떨어뜨릴 수 있고, 건강을 해칠 수도 있습니다. 피곤한 하루를 마치고 집에 들어온 당신이 잠자리에서만큼은 모든 옷을 벗고 자유로움을 느끼면서 자고 싶은 마음이 드는 것은 바로 옷이 주는 압박감 때문입니다. 그래서 잠옷의 설계는 편안함이 최우선시 됩니다. 그러면 신체움직임을 방해하는 옷은 어떤 것이 있는지 살펴보겠습니다.

1) 상의

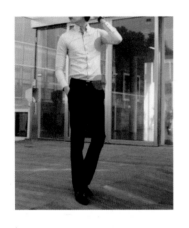

① 겨드랑이 부분이 충분히 여유가 있거나, 신축성이
   좋은 옷이 좋습니다.
② 바지나 스커트 안에 집어넣어서 입을 경우에는 팔
   올림을 방해하기 때문에 셔츠는 꺼내어 입는 것이
   좋습니다. 어깨 굳음의 원인이 됩니다.
③ 엉덩이 밑에까지 내려올 정도로 긴 상의는 쪼그려
   앉기를 방해합니다.

2) 바지

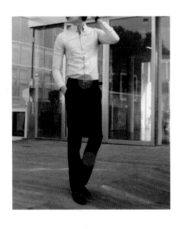

① 골반 밑위가 너무 짧으면 쪼그려 앉기를 방해합니
   다. 골반 굳음의 원인이 됩니다.
② 발목이 너무 좁으면 쪼그려 앉기를 방해합니다.

만약에 여러분이 직업과 신분 때문에 유니폼을 착용하거나, 예의를 표하거나, 자신만의 개성을 표현하기 위해 신체움직임을 제한하는 옷을 입을 수밖에 없는 상황이라면, 반드시 아침저녁에 유연성 운동을 하시길 바랍니다. 움직임은 하지 않으면 잃어버리고, 하면 할수록 기억됩니다. 옷 때문에 굳어지는 몸을 그대로 내버려 두면 나중에 더욱 큰 대가를 치르게 됩니다. 유연성을 개선하는 움직임을 해야 우리 몸은 유연해집니다.

5

발 건강은 신발이 결정한다

걷기 교정은 발에서부터 시작한다고 했습니다. 그만큼 발의 자세는 중요합니다. 대부분의 생활은 신발을 신고 하므로 신발의 선택 또한 중요합니다. 그럼 어떤 신발이 좋을까요? 이번 장에서는 바르게 걷는 자세를 고려해서 신발을 선택할 때 고려해야 할 점을 소개하겠습니다.

1) 랜딩(landing)

신발을 아래 사진처럼 두 손으로 잡은 뒤 구부려 봅니다. 이때 신발의 바닥이 고르게 휘어지면서 무지개 모양을 만들면 좋습니다. 이러면 뒤꿈치에서 엄지발가락으로 이어지는 발의 랜딩동작을 자연스럽게 해줍니다. 그런데, 만약 바닥의 휘어짐이 불충분하거나, 발가락 쪽으로 휘어짐이 쏠려 있다면 발가락 쪽 압박과 스트레스가 더욱 커지는 신발입니다. 바닥의 휘어짐이 너무 심해서 접혀버려도 이것 역시 일반 워킹화로는 부적절합니다.

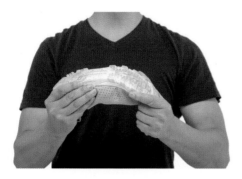

적합, 무지개 곡선을 이루고 있다

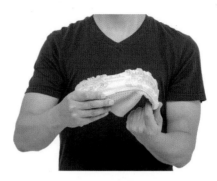

부적합, 과도한 전족 구부림

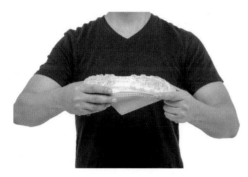

부적합, 너무 딱딱하다

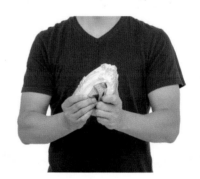

부적합, 너무 유연하다

2) 아치(arch)

사람의 발바닥에는 아치가 있어서 충격흡수기능을 담당합니다. 신발에도 아치 지지대 (arch supporter)가 있습니다. 발의 아치가 너무 높은 갈퀴족이나 아치가 낮은 평발은 아치 지지대가 있는 신발이 좋습니다. 그래야 발바닥에서 지면을 읽어내는 능력이 좋아져서 보다 안정된 힘을 쓰는 발이 될 수 있습니다.

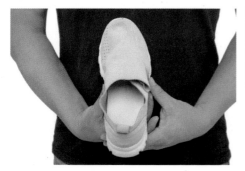

신발 인솔에서의 아치

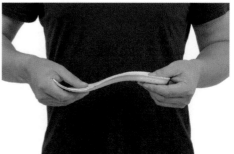

발의 아치

3) 밑창의 두께

실내 운동화는 밑창이 얇고, 실외 운동화는 밑창이 두껍습니다. 외부에서 고르지 못한 노면을 만날 수 있기 때문입니다. 그래서 등산화나 전투화는 더욱 두껍게 생산됩니다. 일상 생활을 위한 신발의 두께는 2~3cm가 좋습니다. 걸을 때 전방 움직임을 고려해서 뒷굽이 조금 높은 것이 좋습니다. 앞굽과 뒷굽의 차이는 1cm가 넘지 않아야 합니다. 왜냐하면 걷는 동안 지면과 발의 정상 클리어런스(clearance)가 1cm이기 때문입니다.

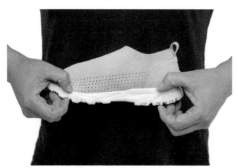

일반 신발의 두께 2~3cm

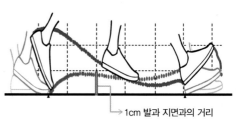

1cm 발과 지면과의 거리

발의 정상 클리어런스

4) 통합 무게감(surround weight)

신발을 싸고 있는 갑피(upper) 부분과 밑창(sole) 부분을 각각 잡고 흔들어 봅니다. 양쪽의 무게감이 1:1로 같아야 좋습니다. 그래야 신발과 발이 일체감을 가질 수 있습니다. 만약 밑창 부분이 무겁거나 갑피부분이 너무 얇으면 무릎에 신연(traction, 무릎관절 안의 서로 인접한 뼈가 벌어지는 상태)의 힘으로 작용되어 무릎이 상하게 됩니다.

5)적절한 내부공간

위의 네 가지 조건을 갖춘 신발을 찾았다면 마지막으로 신어봅니다. 이때 마치 좋은 양말을 신은 것처럼 발에 꼭 맞는 것이 좋습니다. 사람마다 칼발, 평발, 엄지가 긴 발, 엄지가 짧은 발, 갈퀴발 등 발의 모양이 다르기 때문에 위의 조건이 맞아도 본인 발에 안 맞을 수 있습니다. 너무 꽉 끼면 발에 물리적 압박을 주어 티눈이나 물집을 유발하고, 너무 헐렁하면 마치 신발이 벗겨지는 느낌의 스트레스로 발의 근육이 더욱 긴장하게 됩니다. 나를 위해 준비한 것 같이 꼭 맞는 느낌의 신발을 신으면 당장 날아갈 것 같은 좋은 기분이 듭니다.

6

잠은 진정한 피로회복제

잠은 피로에 지친 사람들에게 최고의 보약입니다. 질병이나 스트레스로 인해서 심신이 허약해진 사람일수록 잠에 더욱 의존하게 되고, 건강한 사람일지라도 잠을 못 자면 면역력이 약해져서 질병에 노출됩니다. 일주일 동안 잠을 자지 못하면 생명에 위험이 생길 정도로 수면의 질과 양은 중요합니다. 왜냐하면 잠은 일하는 동안 망가진 신체의 움직임을 최소화시켜서 각 부분을 수리하는 중요한 휴식 시간이기 때문입니다.

잠자는 동안 신체의 근육은 이완되어 있으나, 같은 자세로 7~8시간 있으면 국소부위 압박과 부종이 생기기 때문에 1시간 30분마다 한 번씩 몸을 움직이게 됩니다. 이것은 우리 몸의 근육과 관절이 굳지 않도록 하기 위한 자동반사적인 움직임입니다.

뇌에서는 낮 동안에 열심히 활동하던 운동신경과 감각신경의 역할은 감소하고, 자율신경의 역할은 보다 활발하게 증가합니다. 특히 부교감 신경의 에너지를 보존하는 역할이 증대됩니다. 그래서 깨어있을 때보다 더 내장기관의 활동이 활발해집니다. 이것은 다음 날다시 잘 움직이기 위한 에너지를 축적하기 위해서입니다.

잠자는 동안에는 무엇보다 더 혈관에 대한 의존도가 높아집니다. 낮에는 의식이 깨어있기 때문에 상황에 맞는 혈관 운동성이 발생하지만, 잠자는 동안에는 오직 자율신경에 의존해서 혈액을 움직여야 하므로 평소 혈액순환이 원활하지 않아 불편을 겪는 사람이라면 깊은 잠을 잘 수 없는 상황이 됩니다. 특히, 뇌 혈류량이 저하되면 뇌의 기능이 떨어지기 때문에 각종 호르몬 불균형 및 면역력 회복을 위해서 잠을 푹 자야 합니다.

잠이 부족하면 혈압수치가 오르고, 스트레스를 받을 때 분비되는 호르몬인 코르티솔의 양이 증가합니다. 코르티솔의 양이 많아지면 포도당 내성이 증가합니다. 포도당 내성은 당을 분해하고 에너지를 생산하기 위한 인슐린이 충분히 분비되지 않는 상태를 말합니다. 그 결과 혈액 속의 지방과 당수치가 높아져 당뇨, 인슐린 저항, 비만, 피로, 고혈압, 심장병 등의 원인을 제공합니다. 여기에 늦은 시간에 과식을 하거나 고지방－고탄수화물의 식사와 운동 부족이 결합 되면 대사증후군의 악순환의 고리는 더욱 단단해집니다.

따라서 잠들기 전 3시간 안에는 음식물 섭취를 하지 않는 것이 좋습니다. 음식이 뱃속에 오래 남아있기 때문에 소화를 돕기 위해 평소보다 더 많은 양의 혈액이 내장기관으로 몰리게 되고, 이것은 뇌로 가는 혈류량을 줄이게 되어 결국 뇌 휴식을 방해합니다. 휴식시간에 계속 일하게 되는 상황이 만들어져서 결국 숙면을 하지 못하는 이유가 됩니다. 이렇게 수면부족은 뇌 기능 회복에 문제를 만들어 감정조절 결함과 집중력 저하, 심한 피로감을 유발해 낮 동안에 실수나 사고를 일으킬 가능성을 높입니다. 대표적인 예로 대화에서 의견교환 속도의 저하, 간단한 계산 오류, 건망증, 졸음운전 등을 들 수 있습니다.

자, 그럼 어떻게 하면 숙면을 할 수 있을까요? 똑바로 누운 자세로 잠자는 것이 신체회복을 위해서 좋습니다. 왜냐하면 바로 누운 자세를 반듯이 세워 놓으면 바른 자세가 되기 때문입니다. 단, 기립자세에서 필요한 경추의 'C'자 곡선은 뇌혈관의 소통을 위해서 잠드는 자세에서는 좀 더 완만한 곡선의 'C'자의 자세를 취하게 됩니다. 만약 바로 누운 자세에서 잠들지 못하는 경우가 있다면 그 이유는 불량자세의 영향을 받기 때문입니다. 또한 옆으로 누워서 잠자거나 엎드려서 잠자게 되는 습관은 신체의 불량자세로 만드는 원인이 됩니다. 옆으로 누워서 잠자기는 좌우 비대칭을 더욱 심하게 만들고, 엎드려서 잠자는 습관은 앞뒤 비대칭을 더욱 심하게 만듭니다.

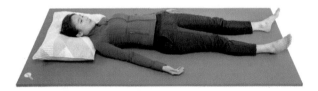

바른 자세로 눕기

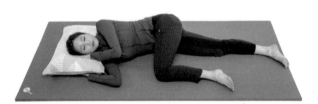

옆으로 누운 자세

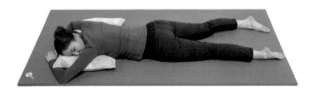

엎드린 자세

수면을 이루는 과정에서 베개는 아주 중요합니다. 베개를 베는 순간 목의 뒷부분이 이완되면서 뇌척수액과 뇌혈관의 흐름이 원활해지는 숙면을 이루기 위한 첫 번째 조건이 됩니다. 그래서 베개의 선택은 매우 중요합니다. 자신에게 맞지 않는 베개를 베고 자면 목의 근육과 관절에 스트레스를 주어 밤새도록 보호성 근육 긴장 상태로 잠자게 돼서 아침에 뻣뻣한 목이 됩니다. 뇌 혈류량을 막아 뇌 휴식을 방해하는 상황입니다. 휴식시간에 일하는 몸을 만들기 때문에 잠을 자도 휴식이 되지 않은 결과를 만든 셈입니다.

속이 불편하거나 급성 요통 및 만성 어깨통증은 바로 누운 자세를 피하게 만들고 옆으로 누운 자세를 취해야만 잠이 들게끔 만듭니다. 이런 경우를 제외하고는 바로 누운 자세로 잠드는 것이 좋습니다. 좋은 베개의 조건과 불량베개의 영향은 다음과 같습니다.

1) 좋은 베개의 조건

좋은 베개는 딱딱하지 않고 부드러워야 하며 측면에서 봤을 때 얼굴 면이 바닥과 평행 또는 턱이 살짝 당겨지는 상태가 되는 것이 좋습니다. 너무 높거나 낮은 베개도 숙면에 도움이 되지 않습니다. 베개를 베고 누웠을 때 머리와 바닥 간의 높이는 3~7cm 정도가 적당합니다. 좋은 베개는 머리, 목, 어깨의 무게를 고루 감당할 수 있을 정도의 크기라야 합니다 (성인기준 50×70).

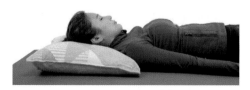

좋은 베개의 조건(측면)

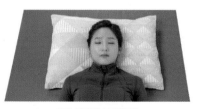

좋은 베개의 조건(정면)

2) 불량 베개의 영향

	– 경추 추간공의 공간이 협소해짐(혈관, 신경 소통 방해) – 경추 후관절이 잠김(관절 구축) – 위 상황에 대한 보상작용으로 흉쇄유돌근의 과긴장 상태가 밤새도록 　지속 됨(습관 되면 근경화가 진행됨)
	– 경추 추간공의 공간은 넓어지나, 후관절 주머니와 인대가 신장되는 　스트레스를 받음 – 디스크(추간판) 후방돌출의 위험이 높아짐 – 위 상황에 대한 보상작용으로 후경부 근육의 과긴장 상태가 밤새도 　록 지속 됨(습관 되면 근경화가 진행됨)
	– 우측 후관절에는 신장 스트레스가, 좌측 후관절에는 구축 스트레스가 　발생 됨 – 좌측 추간공의 공간이 협소해짐 – 우측으로 디스크 돌출의 위험이 높아짐 – 위 상황에 대한 보상작용으로 우측 사각근의 과긴장 상태가 밤새도 　록 지속 됨(습관 되면 근경화가 진행됨)
	– 우측 후관절에는 구축 스트레스가, 좌측 후관절에는 신장 스트레스가 　발생 됨 – 우측 추간공의 공간이 협소해짐 – 좌측으로 디스크 돌출의 위험이 높아짐. – 위 상황에 대한 보상작용으로 좌측 사각근의 과긴장 상태가 밤새도 　록 지속 됨(습관 되면 근경화가 진행됨)

불가피하게 옆으로 누워서 잠드는 상황을 제외하고 대부분은 부적절한 베개 선택이 바로 누워서 푹 잠자는 것을 어렵게 만들고 밤새 뒤척임을 유발합니다. 불량자세로 인해 바로 누운 자세로 잠드는 것이 어려운 이유는 신체 표면과 바닥과의 접촉 면적이 줄어들어서 그렇습니다. 잠드는 자세에서 신체가 바닥에 닿는 면적이 넓을수록 몸 전체의 근육 긴장도가 떨어지므로 숙면에 도움이 됩니다. 딱딱한 바닥보다 푹신한 침대를 선호하는 이유는

신체와 바닥과의 접촉면이 넓어짐으로써 근육이완이 보다 잘 되기 때문입니다(단, 예외로 근육이 약한 사람들은 푹신한 침대가 더욱 근육이완을 시켜 아침에 근 무력증을 발생시키기 때문에 딱딱한 침대를 원하기도 합니다).

잠을 충분히 못 자면 수면에 대한 '빚'이 생깁니다. 불충분하게 잔 잠은 다시 채워줘야 한다는 뇌의 반사적인 욕구가 과도하게 발생되어 필요 이상으로 수면에 집착하게 됩니다. 그래서 2시간 못 자면 2시간 이상의 '수면 빚'이 쌓이게 됩니다. 이 '수면 빚'은 잠을 충분히 자야 해결되므로 주말에 몰아서 오랜 시간 동안 잠자기라는 생활 패턴이 생기는 것입니다. 수면부족을 가볍게 여기면서 만성 피로, 불면증, 불안감, 우울감, 노화를 피할 수는 없습니다.

불량자세로 인해 바로 누운 자세로 잠들기 어려운 분들은 잠자기 전에 간단 스트레칭을 하면 숙면에 도움이 됩니다.

▶ **부적절한 움직임: 허리가 들린 상황**　　▶ **부적절한 움직임: 어깨가 들린 상황**

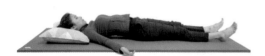 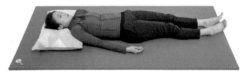

교정 운동(무릎 쓰러뜨리기)

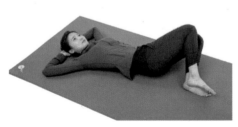 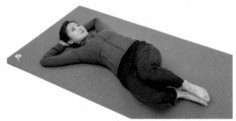

누워서 두 손을 머리 뒤에 놓고 무릎과 발을 모은 후, 무릎을 좌우로 쓰러뜨린다.

V

내 마음대로
원하는 몸
만들기

1

키 크고 싶어요

아이의 키는 유전적인 요소 외에 먹는 음식과, 주거환경, 활동 양상, 주된 스트레스 등의 영향을 받기 때문에 예상보다 더 크거나 작을 수 있습니다.

아이의 미래 예상 키 측정방법

· 남아 (아빠 키 + 엄마 키 + 13) / 2 　　　 · 여아 (아빠 키 + 엄마 키 − 13) / 2

예) 아빠 180cm, 엄마 160cm인 경우
· 남아 (180 + 160 + 13) ÷ 2 = 176.5cm 　　 · 여아 (180 + 160 − 13) ÷ 2 = 163.5cm

볼프의 법칙에서 뼈의 모양새는 뼈에 가해지는 부하에 따라 결정된다고 했습니다. 반대로 뼈에 가해지는 부하가 줄어들면 뼈가 약해진다고 했습니다. 그리고 뼈의 재형성 과정에서 부하를 더 많이 받는 쪽으로 뼈가 생성된다고 했습니다. 그렇기 때문에 뼈의 바른 성장을 위해서는 뼈가 받는 무게와 방향을 생각해 봐야 합니다.

대표적인 예로 아이가 온종일 의자에 앉아 있다고 가정해 봅시다. 그러면 체중을 다리로 감당하지 않고 척추로 감당하기 때문에 다리 쪽의 뼈 생성이 줄어들게 됩니다. 반대로 척추 쪽의 뼈 생성은 상대적으로 많아지는데 이때 척추가 비틀어진 자세로 있게 되면 측만증과 같은 뼈의 기형으로 발달하게 됩니다. 의자에 앉아 있는 시간만큼 서서 활동하는 시간이 있어야 키가 클 수 있습니다.

관절연골의 성장 역시 뼈의 성장에 직접적인 영향을 줍니다. 성장판은 뼈의 양쪽 끝에 위치해서 연골세포 분열 및 골화 작용을 하다가 연골의 형태로 굳어집니다. 체중 지지 할 때의 관절압박(compression)과 다리 들어 옮길 때 관절신연(traction)의 반복은 연골과 뼈의 생성을 촉진합니다. 관절의 압박과 신연이라는 물리적 자극은 성장판에서의 세포분열을 촉진합니다. 이때 우리가 관심 가져야 할 부분은 성장판의 고른 자극입니다. 한쪽으로 치우친 자극은 비정상적인 뼈의 성장으로 이루어질 수 있습니다.

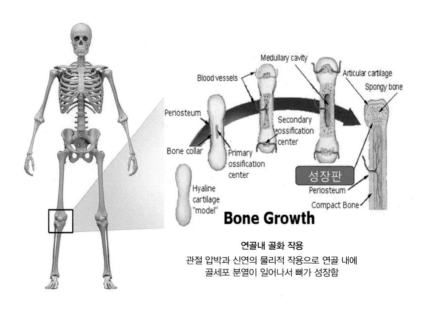

연골내 골화 작용
관절 압박과 신연의 물리적 작용으로 연골 내에
골세포 분열이 일어나서 뼈가 성장함

특히, 관절을 싸고 있는 관절 주머니가 충분히 유연하고 그 안에 관절연골 영양에 필요한 관절액이 충분하면 잘 클 수 있습니다. 하지만, 만약 관절 주변 근육의 불균형으로 한쪽으로 쏠린 관절압력은 관절연골을 상하게 하고, 비대칭 자세로 굳어서 성장을 방해합니다.

과도한 근육운동도 성장을 방해합니다. 근육의 성장 속도가 뼈의 성장 속도를 따라갈 수 없는 시기이기 때문에 자라나는 아이에게는 '성장통'이라는 근육통이 발생합니다. 아이들의 피부나 근육이 부드러운 이유는 뼈의 길이 성장에 맞춰서 늘어날 준비를 항상 하고 있기 때문입니다. 무거운 덤벨과 바벨로 근육 크기를 키우기 위한 운동은 근육 신장능력을 막아 뼈의 길이 성장을 방해합니다.

성장호르몬은 각 기관의 발달과 세포증식을 촉진하고, 지속적으로 지방분해 촉진, 근육 단백질 합성량 증가 등 물질대사 조절 작용을 하게 됩니다. 이는 평생 분비되며, 신체활동이 활발한 사람일수록 혈중 성장 호르몬 농도는 높습니다. 유산소성 운동에 대한 성장 호르몬의 유의한 증가는 최소 15~20분 가량의 시간이 요구됩니다.

그래서 아이들의 성장을 위해서는 바른 자세에서의 성장판 분열과, 관절 주위 조직의 건강함, 근육의 유연성을 방해하지 않을 정도의 전신운동이 좋습니다. 최소 15분 이상의 전신운동은 체지방을 감소시키고 특히 성장 호르몬의 분비를 높이고 근육의 단백질 합성을 촉진합니다.

① 성장에 좋은 운동법

1. 팔다리 몸통 늘리기-비온세

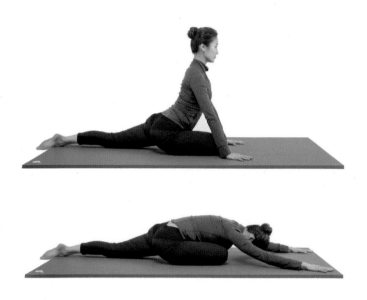

① 네발 기기 자세에서 한쪽 다리는 90도 구부리고, 반대쪽은 뒤로 뻗어준다.

② 두 손을 좀 더 앞으로 놓은 후, 바닥을 밀어주면서 뒷다리를 뒤로 더 뻗어준다.

2. 항중력 움직임-월 스쿼트

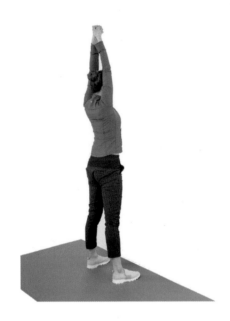 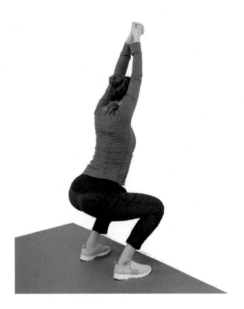

① 벽과 한 뼘 정도 간격을 두고 선다. 발은 어깨 넓이로 벌리고 손은 머리 위로 깍지낀다.

② 무릎이 안으로 모이지 않고, 엉덩이가 무릎 높이까지 오도록 앉는다.

③ 상체를 편 상태를 유지하고 숨을 내쉬면서 일어난다.

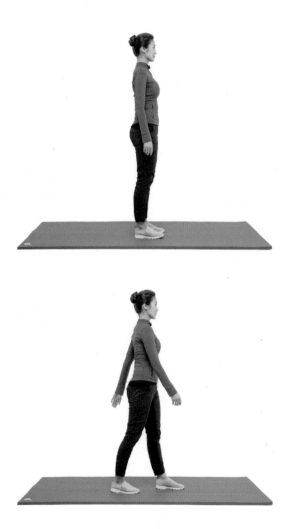

4. 기타 스포츠-농구, 태권도

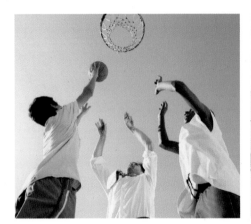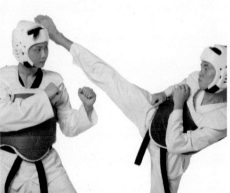

2

다이어트

다이어트(diet)는 체중을 조절하기 위해 식사량을 조절하여 섭취하는 것을 말합니다. 요즘에는 의미가 확대되어서 살을 빼는 모든 행위를 통틀어 다이어트라고 하고 있습니다. 다이어트 대상자는 과체중과 비만 상태의 사람들인데, 과체중과 비만은 남녀노소 누구에게나 발생할 수 있기 때문에 모든 사람들이 관심을 두고 있습니다.

비만은 사람 몸 안에 지방조직이 많은 상태를 말합니다. 비만은 당뇨병, 고혈압, 고지혈증, 심혈관-뇌혈관 질환, 담석증, 관절염, 통풍 등의 질병의 원인을 제공하며, 최근에는 어린 아이와 청소년에게 발생률이 높아 사회적 문제가 되고 있습니다. 오랜 시간 동안 적게 움직이고 많이 먹는 식의 생활습관 때문에 발생 된 에너지 불균형 상태라고 합니다.

기구 없이 비만 정도를 체크할 때에는 체질량지수와 복부 둘레를 재는 방법을 사용합니다. 체질량지수가 23 이상이면 과체중, 25 이상이면 비만입니다. 체질량지수를 통해 체지방 상태를 볼 수 있습니다.

BMI 지수 = 몸무게(kg)÷(신장(m)×신장(m))

예를 들어 키 180cm, 체중 70kg인 성인 남성의 경우 70÷1.8×1.8=21.6(BMI 지수)가 나옵니다.

저체중		정상		과체중		비만		고도비만	
BMI	18.5		23		25		30		

체지방을 빼기 위해서는 유산소 대사가 필요합니다. 예를 들어, 30분 이상의 유산소 운동을 하면 먼저 탄수화물 소비율이 높아지다가 시간이 지날수록 지방 소비율이 높아집니다. 지방을 태우기 위해서는 충분한 시간이 필요합니다. 하지만 충분한 시간을 가지지 않고 운동을 시작하자마자 숨이 찰 정도의 호흡으로 운동을 하게 되면 무산소 대사가 이루어지는 것이기 때문에 지방보다는 탄수화물이 소비율이 높아지게 됩니다. 규칙적인 호흡을 유지하면서 하는 유산소 운동을 해야 체지방을 뺄 수 있습니다.

하지만, 우리가 보다 더 주목해야 할 부분은 산소를 이용한 신체움직임 중 가장 대표적인 호흡의 질입니다. 목과 어깨 부위의 호흡보조근보다 주호흡근인 횡격막 호흡을 해야 호흡률이 좋아질 수 있습니다. 호흡률이 좋아져야 호흡에 보다 더 열량이 소비되어 다이어트에 도움이 됩니다. 호흡률이 나빠져서 불규칙한 호흡은 유산소 대사가 아닌 무산소 대사를 일으켜 지방이 아닌 탄수화물을 고갈시킬 수 있습니다.

복부비만은 배꼽에서 4cm 위 배 둘레를 줄자로 재는 방법으로 평가합니다. 남성의 경우 90cm(35.4인치) 이상, 여성의 경우 80cm(31.5인치) 이상이면 복부비만입니다. 복부비만은 내장지방(중성지방)을 평가할 수 있습니다.

중성지방을 빼기 위해서는 음식의 먹는 양과 질을 조절해야 합니다. 특히, 저당질의 식사가 필요합니다. 탄수화물은 근육의 직접 에너지원이기 때문에 근피로가 오면 먹게 되고, 먹고 나면 당장 혈당이 올라서 뇌에서 세로토닌이 분비되어 기분이 좋아지게 됩니다. 이 상태가 오랫동안 지속되면 그 결과로 탄수화물 중독증이 발생합니다. 그러면 탄수화물 과다섭취가 계속되어 탄수화물 대사물이 지방으로 변신하게 되어 더욱 비만을 초래하게 됩니다. 그래서 중성지방이 많으신 분들은 저탄수화물(저당질) 식사가 필요합니다.

이렇게 좋은 호흡과 운동 그리고 적절한 식사는 다이어트의 기본입니다. 요즘에는 누구나 아는 상식입니다. 그런데, 왜 이렇게 다이어트가 힘든 것일까요? 다이어트 방해요소는 무엇일까요?

제 생각에 다이어트를 가장 방해하는 요소는 '스트레스'라고 생각합니다. 일단 사람은 자신의 외모에 스트레스를 받습니다. 환경과 상황에 스트레스를 받습니다. 그래서 계획을 세워서 다이어트에 도전합니다. 스트레스로 이미 피곤한 상황인데 무리한 음식조절과 운동으로 더욱 스트레스를 받습니다. 체력은 초등학생 수준인데 식사와 운동은 대학생 수준으로 진행을 합니다. 다이어트 도전과 실패를 반복합니다. 또 스트레스를 받습니다. 스트레스가 증폭되면 수면을 이루지 못합니다. 몸이 회복되지 않은 상태에서 위와 같은 상황을 반복합니다. 평생 다이어트에 도전합니다. 평생 스트레스를 받습니다.

스트레스를 받으면 긴장하게 되어 **자율신경계 기능 이상**이 발생합니다. 이런 긴장은 특히 상부 승모근과 흉쇄유돌근에 긴장을 더욱 주게 됩니다. 상부 승모근과 흉쇄유돌근을 지배하는 신경은 11번 뇌신경(척수부신경: accessory nerve)입니다. 척수부신경은 자율신경적인 요소를 가지고 있습니다. 그래서 수의적 운동뿐만 아니라 정서적인 스트레스가 상부 승모근과 흉쇄유돌근을 긴장시킬 수 있습니다. 그렇게 되면 이 두 근육은 호흡 보조근이기 때문에 호흡을 불량하게 만듭니다. 또한 자세 근육이기 때문에 둥근 어깨와 전방 머리 자세를 초래합니다. 이 자세는 등을 구부리게 만들고 결국 폐용적 사이즈를 줄어들게 만들어 다시 불량 호흡을 유발합니다. 이 악순환의 고리는 정서적인 스트레스와 불량자세 둘 모두에서 주고받을 수 있습니다.

즉 스트레스는 호흡과 자세를 불량하게 만들고 몸의 물질대사 능력을 저하시킵니다. 살찌는 것은 물질대사가 좋지 않아서 생기는 것입니다. 그래서 다이어트를 방해하는 가장 큰 원인은 스트레스입니다.

바른 자세와 좋은 호흡을 갖기 위한 노력은 스트레스를 이겨낼 수 있는 힘을 만들어 줄 수 있습니다. 바른 자세 교정 운동으로 호흡에 필요한 공간을 만들고, 유산소 운동으로 심폐를 강화하여 기초체력을 다지면 다이어트에 필요한 대사량이 높아집니다. 느린 속도에 조바심 내지 말고, 스트레스 받지 않는 선에서 꾸준히 운동하는 것이 좋습니다. 우리 몸의 감각신경은 환경에 따라, 운동신경은 자신의 의지대로, 자율신경은 긍정적인 마음에서 좋아집니다. 자율신경은 혈관에 따라 분포되어 있기 때문에 혈액순환에 도움이 되는 운동을 하면 스트레스에 대한 항상성도 좋아질 수 있습니다. 그러면 다이어트에 성공할 확률이 높아집니다.

이 모든 과정을 긍정적으로 생각하고 움직이기가 다이어트의 기초입니다. 음식을 충분히 꼭꼭 씹어 먹고, 몸에 해로운 식품을 멀리하며, 물을 충분히 마시고, 체중에 집착하기보다는 건강한 몸을 만든다는 생각으로 운동하고, 특히 심폐를 튼튼히 할 수 있는 운동과, 내장 기관의 연동운동을 돕는 걷기를 피하지 말고, 스트레스 해소를 과식이 아닌 다른 즐거운 활동으로 대체한다면 다이어트에 성공할 수 있습니다. 스트레스에 대한 긍정적인 전략이 다이어트를 위해 필요합니다.

3

흰 다리 교정

1) 다리뼈의 성장

아이에게 있어서 내반슬(O형) 되었던 다리가 곧게 변하고 다시 외반슬(×형)로 변화되었다가 최종적으로 곧게 되는 것은 정상발달이라 할 수 있습니다. 처음에는 아이의 다리가 똑바로 폈을 때 18~19개월까지는 내반슬(O형) 무릎입니다. 그 후에 무릎관절은 약 3~4세까지 외반슬(×형) 무릎이 됩니다. 다리는 6세까지 거의 곧게 펴져 있다가 나중에 성인이 되면 무릎관절은 거의 6도 정도의 약간의 내반슬(O형) 상태가 됩니다(약간의 내반슬 없이 곧게 펴진 상태도 정상입니다).

사람의 뼈는 태어나서 8세가 되면 '일차 골화'가 완성됩니다. 이 시기에 성인의 모습과 같은 뼈와 관절의 모습이 형성되는 시기입니다. 그 후 사춘기를 지나면서 '이차 골화'가 완성되는데 이 시기에 급속히 뼈가 자라납니다. 이 시기에는 성장판이 없어지고 관절연골이 더욱 튼튼해지는 시기입니다. 그 후 23세까지 5~7cm 정도 더 큰 다음 뼈의 성장은 더 이상 진행되지 않습니다.

다리뼈의 모양새는 이런 성장 과정에서 어떠한 움직임을 하느냐에 따라서 결정됩니다. 네 발로 기어 다니다가 쪼그려 앉고 일어서는 과정에서 대퇴골두의 모양새가 결정되고, 서고 걷고 뛰는 움직임에 의해 발목과 대퇴뼈와 골반의 각도가 결정됩니다.

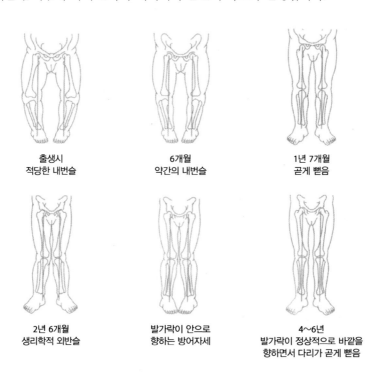

출생시
적당한 내번슬

6개월
약간의 내번슬

1년 7개월
곧게 뻗음

2년 6개월
생리학적 외반슬

발가락이 안으로
향하는 방어자세

4~6년
발가락이 정상적으로 바깥을
향하면서 다리가 곧게 뻗음

2) 휜 다리의 원인

휜 다리는 성장 과정에서 형성된 다리뼈의 변형 및 관절의 부정렬 상태를 말합니다. 특히, 1~8세까지 '일차 골화' 시기에 휜 다리에 영향을 주는 대퇴염전 각도가 결정됩니다. 수평면에서 대퇴와 대퇴골두가 이루는 염전각도는 정상이 8~15도입니다. 이 각도가 15도 이상이면 전경(anteversion)이라 하고, 8도 이하면 후경(Retroversion)이라고 합니다. 전경은

대퇴 염전

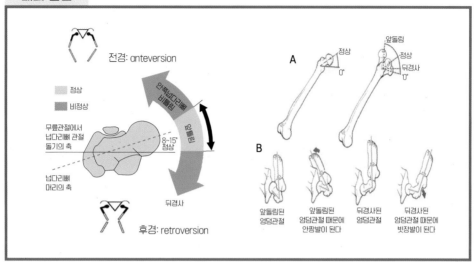

전경: anteversion

정상
비정상

무릎관절에서
넙다리뼈 관절
돌기의 축

넙다리뼈
머리의 축

8~15°
정상

후경: retroversion

A

정상
0°

앞돌림
정상
뒤경사
0°

B

앞돌림된
엉덩관절

앞돌림된
엉덩관절 때문에
안짱발이 된다

뒤경사된
엉덩관절

뒤경사된
엉덩관절 때문에
빗장발이 된다

대퇴 경체각

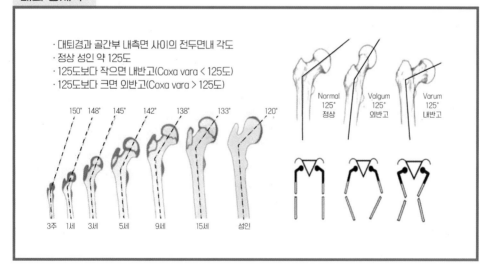

· 대퇴경과 골간부 내측면 사이의 전두면내 각도
· 정상 성인 약 125도
· 125도보다 작으면 내반고(Coxa vara < 125도)
· 125도보다 크면 외반고(Coxa vara > 125도)

150° 148° 145° 142° 138° 133° 120°

3주 1세 3세 5세 9세 15세 성인

Normal
125°
정상

Valgum
125°
외반고

Varum
125°
내반고

'O'자형 다리, 후경은 '×'형 다리의 원인을 제공합니다.

8세~사춘기 이후까지 '이차 골화' 시기에 휜 다리에 영향을 주는 대퇴경체각도가 결정됩니다. 대퇴와 대퇴경이 이루는 경체각도는 정상이 120~130도입니다. 이 각도가 120도 이하면 내반고(coxa vara)라 하고, 130도보다 크면 외반고(coxa valga)라 합니다. 내반고는 '×'형 다리, 외반고는 'O'형 다리의 원인이 됩니다.

대퇴골의 내/외반고와 전/후경 각도는 대퇴의 "Q-angle"에 영향을 주어 무릎의 모양을 결정합니다. 수직중력선과 대퇴골 장축과의 각도를 Q-angle이라고 하며 이 각도가 13~18도이면 정상입니다. 이 각도가 18도 이상이면 외반슬(×형), 13도 이하이면 내반슬(O형)이라고 합니다.

Q-angle

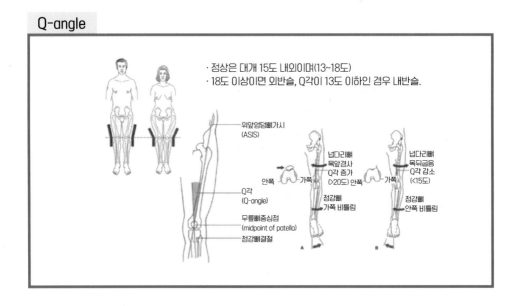

· 정상은 대개 15도 내외이며(13~18도)
· 18도 이상이면 외반슬, Q각이 13도 이하인 경우 내반슬.

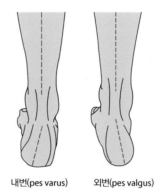

내번(pes varus)　　　외번(pes valgus)

▲ 'O'형 다리(내반슬)의 원인은 대퇴골의 외반고와 전경 각도
'×'형 다리(외반슬)의 원인은 대퇴골의 내반고와 후경 각도

발목 관절에서는 일반적으로 'O'형 다리에서는 내번(pes varus)이 관찰되고, '×'형 다리
에서는 외번(pes valgus)이 관찰됩니다. 하지만 항상 그렇지는 않습니다. 왜냐하면 발목 관
절의 형성은 먼저 일차 골화 시기 때 신경발달 움직임에 따라 형성된 엉덩이 관절의 모양
새에 따라 결정되고, 그 후 이차 골화 시기에 걷는 움직임에 따라 결정되기 때문입니다.

3) 휜 다리 교정

일차적인 대퇴골의 변형 때문에 발생한 휜 다리는 엉덩이 관절 근육 신장 및 강화로 교정
될 수 있고, 이차적인 걸음걸이 때문에 발생한 휜 다리는 발목 관절 근육 신장 및 강화로
교정할 수 있습니다. 엉덩이와 발목 관절의 움직임을 교정한 후에는 반드시 걸음걸이를
교정해야 합니다. 아무리 좋은 치료와 운동을 받아도 평소에 걷는 습관이 고쳐지지 않으
면 교정이 되지 않기 때문입니다. 걷는 동안의 움직임 패턴은 휜 다리를 만듭니다. 발의 양
쪽 위치와 전후 보폭을 똑같이 놓고 걸어야 무릎과 골반도 교정될 수 있습니다.

"세 살 버릇 여든까지 간다"라는 속담이 있습니다. 습관의 무서움을 강조하는 말입니다. 사람이 잘 서고, 잘 걷는 습관을 들이면 자세가 바르게 되어 건강한 삶을 누릴 수 있습니다. 앞에서 소개한 엉덩이 관절 근육에 대한 운동과 3장에서 소개한 운동을 생활 속에서 실천한다면 휜 다리가 아닌 건강하고 예쁜 다리를 갖게 될 것입니다.

걷는 동안 무릎 중앙에 위치한 슬개골은 걷는 방향을 향해서 전방으로 움직여야 합니다. 슬개골을 바깥쪽으로 향해서 걸으면 O형의 불량자세가 더욱 심해집니다. 이런 경우 엉덩이 관절 외회전근의 과긴장과, 내회전근의 근력 약화로 이어집니다. 외회전근 스트레칭이 필요합니다(다음 페이지의 교정 운동 참고).

교정 운동

'O'형 다리 교정(외회전근 스트레칭)

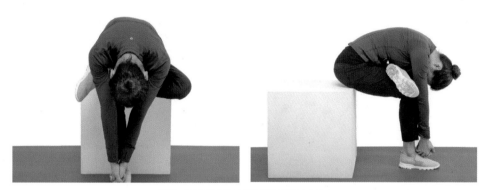

한쪽 다리를 반대쪽 다리에 올려 상체를 숙인다

'O'형 다리 교정(무릎 모으기)

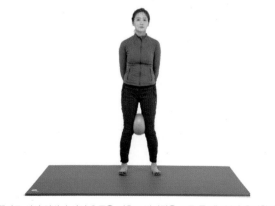

똑바로 서서 허벅지 사이에 공을 끼우고 발가락을 모두 든 채 1분간 유지한다

슬개골을 안쪽으로 향해서 걸으면 ×형의 불량자세가 더욱 심해집니다. 이런 경우는 엉덩이 관절 내회전근의 과긴장과, 외회전근의 근력 약화로 이어집니다. 내회전근 스트레칭이 필요합니다.

교정 운동

'X'형 다리 교정(내회전근 스트레칭)

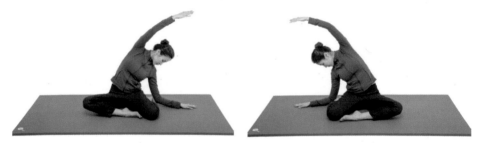

위 사진처럼 앉은 상태에서 한쪽 손을 바닥에 지지하고, 반대쪽 손은 대각선 방향으로 뻗는다.

'X'형 다리 교정(무릎 벌리기)

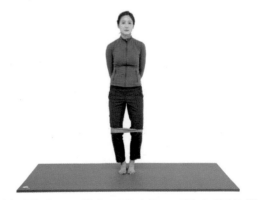

바르게 서서 무릎을 밴드로 고정한 후, 무릎을 바깥쪽으로 벌린 채 1분간 유지한다.

4

거북목 증후군

'거북목 증후군'은 '일자목 증후군'이라고도 하며, '전방 머리' 자세와 '둥근 어깨'의 불량자세의 사람들에게서 나타나는 통증 및 불편함을 말합니다. 증상으로는 두통, 경부통증, 어깨통증, 가슴 통증, 등 통증, 안구피로, 현기증, 구토감, 호흡 불량, 팔 저림 등이 있으며, 만성피로를 만들어내는 대표적인 증후군입니다. 주로 컴퓨터와 스마트폰을 장시간 사용할 때 나타나는 자세 때문이라고 VDT 증후군(Visual Display Terminal syndrome), 단말기 증후군이라고도 합니다.

앉은 자세에서 전방 주시하는 노력은 머리를 보다 앞으로 위치하게끔 합니다. 머리가 원래 위치보다 앞으로 위치하게 되면, 목 주변 근육들은 지속적인 과긴장을 하게 되고 근육의 경화 현상이 일어나서 '호흡 불량'과 '근막통증 증후군'을 발생시키고, 목뼈의 부정렬을 고착시켜 마치 거북이 목과 같은 불량자세를 만듭니다. 특히, 흉추 1번 주변에 근막비대증은

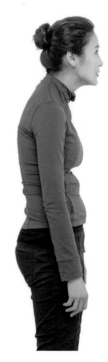

전방 머리, 둥근 어깨

혹처럼 커질 수 있어 이미지 측면에서도 좋지 않은 영향을 주게 됩니다. 처음에는 머리를 제 위치에 놓는 노력만으로도 좋아질 수 있지만, 오래 된 경우에는 어깨가 굳고, 등이 구부러져 있기 때문에 상반신 전체의 교정을 필요로 합니다.

해부학적으로 머리를 위치시켜주는 근육은 흉추, 경추, 늑골, 견갑골, 쇄골에 부착되어 있습니다. 그래서 머리 위치 교정을 위해서 몸통, 어깨, 목의 교정 운동은 꼭 필요합니다. 특히, 순서가 중요합니다. 이 순서는 집을 짓는 과정과도 비슷합니다. 머리를 지붕, 목을 기둥, 어깨를 벽, 몸통을 주춧돌이라고 가정해 봅시다. 집을 짓기 위해서 어느 작업부터 시작할까요? 네 그렇습니다. 주춧돌(몸통)을 먼저 바로 잡아 놓고, 그 위에 기둥(목)을 세워놓고, 벽(어깨)을 세우고, 그 위에 지붕(머리)을 얹는 순서가 필요합니다. 그래서 교정 운동은 몸통→목→어깨→머리 순서대로 실행하면 좋습니다. 만약 아래 몸통을 교정하지 않고 전방 위치된 머리를 뒤로 당겨 놓는 운동을 하시면 경추에 이차적인 손상이 생겨 잘 낫지 않는 병으로 발전하게 됩니다.

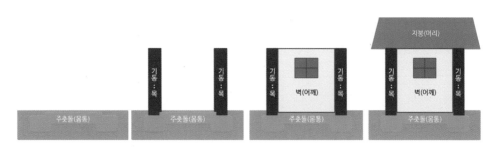

주춧돌 작업(몸통) → 기둥세우기(목) → 벽 세우기(어깨) → 지붕 얹기(머리)

1. 주춧돌(바닥) 작업

몸통과 목은 하나의 척추로 연결되어 있기 때문에 구부러진 흉추를 펴주게 되면 경추 교정이 쉬워집니다. 앞으로 구부러진 등을 펴기 위한 운동입니다.

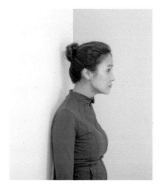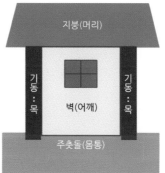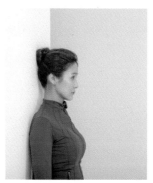

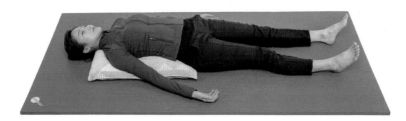

베개 세로로 놓고 위에서 눕기

2. 기둥 세우기

목을 바로 세우는 근육(흉쇄유돌근, 사각근, 상부 승모근) 스트레칭을 합니다.

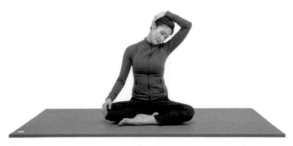

상무승모근 스트레칭

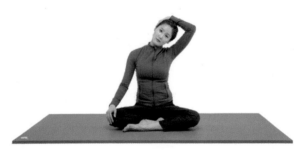

사각근 스트레칭

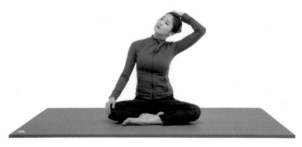

흉쇄유돌근 스트레칭

3. 벽 세우기

목과 연결된 어깨 근육의 밸런스를 맞춰줍니다.

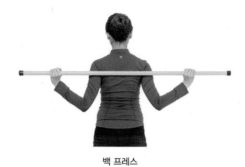

백 프레스

4. 머리 얹기

머리를 뒤로 당겨 위치합니다.

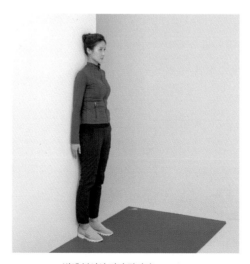

벽에 붙어서 머리 당기기 retraction

5

골프는 즐겁게

운동을 하게 되면 먼저 '근력 → 근지구력 → 심폐지구력 → 유연성' 순서대로 발달합니다. 하지만 운동을 중단하면 반대로 '유연성 → 심폐지구력 → 근지구력 → 근력' 순서대로 잃어버리게 됩니다. 그만큼 유연한 몸 만들기에는 충분한 시간과 꾸준함을 필요로 합니다. 이 유연성은 모든 스포츠와 생활에서 중요하며, 유연성 부족함의 대가는 근육 및 관절 손상으로 나타납니다.

특히, 스포츠 중에서 유연함을 필요로 하는 가장 대표적인 종목은 골프입니다. 신체 전체 관절과 근육 모두가 골프스윙에서 필요한 회전력을 발생시키기 때문에 신체에 모든 부위의 유연성을 필요로 합니다. 지금까지 소개한 내용대로 만약 어느 한 부위가 유연하지 못하다면 근접한 관절의 과가동성(불안정성)을 만들어 내어 손상으로 이어집니다.

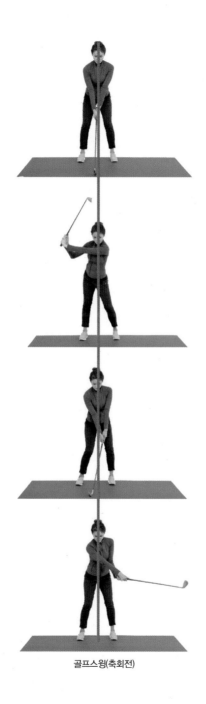

골프스윙(축회전)

1) 스웨이(sway, 흔들림) 교정

골프에서는 손상 전에 '스웨이(흔들림)' 현상으로 나타납니다. 발목, 엉덩이, 어깨 관절의 가동성 제한은 골프스윙에서 필요한 축회전을 부족하게 만들고 결국에는 '스웨이(흔들림)' 형태로 스윙을 하게 됩니다. 대표적인 스웨이는 무릎 스웨이, 몸통 스웨이, 머리 스웨이를 들 수 있습니다.

① 머리 스웨이

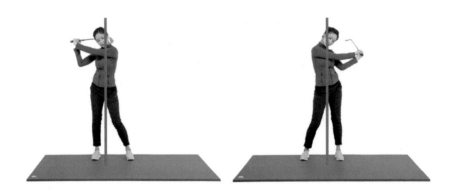

② 몸통 스웨이

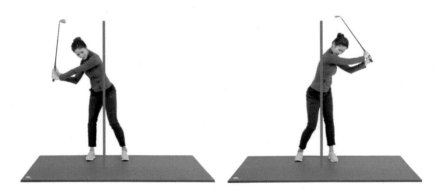

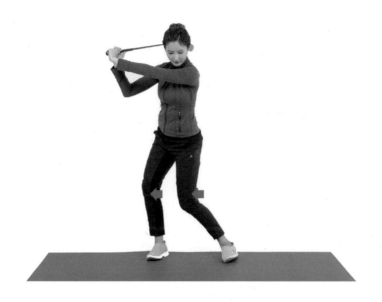

발목이 유연하지 않으면 '무릎 스웨이'가 심해집니다. 이것은 무릎 손상으로 이어질 수 있습니다. 엉덩이 관절이 유연하지 않으면 '몸통 스웨이'가 심해지면서 허리와 무릎 손상으로 이어질 수 있습니다. 어깨 관절이 유연하지 않으면 '머리 스웨이'가 심해지면서 목의 부상으로 이어질 수 있습니다. 스웨이를 교정하기 위해서는 다음과 같은 골프에 적합한 발목, 골반, 몸통 스트레칭이 필요합니다.

교정 운동(런지 스트레칭: 발목)

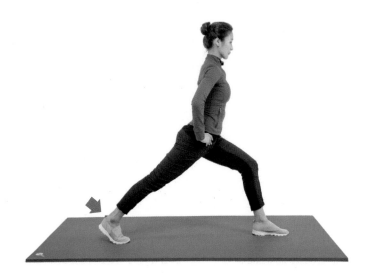

① 앞뒤 무릎을 각각 90도 정도로 구부려서 런지자세를 취한다.

② 뒷발의 뒤꿈치를 바닥에 붙이면서 일어난다.

교정 운동(런지 스트레칭: 골반)

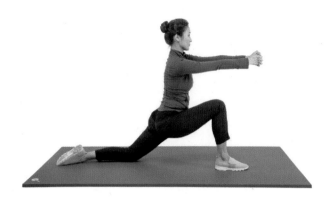

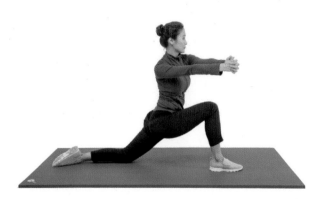

① 앞뒤 무릎을 각각 90도 정도로 구부려서 런지자세를 취한다.

② 깍지를 끼고 최대한 앞으로 밀어준 후, 몸통을 뻗은 다리 방향으로 돌린다.

교정 운동(러시안 트위스트: 몸통)

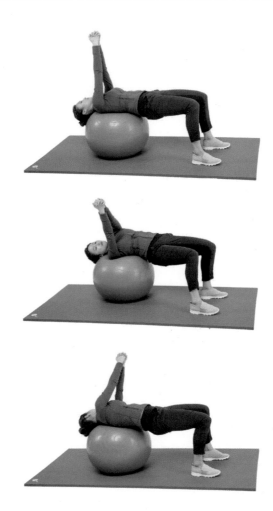

① 짐볼 위에 누워서 두 손은 위로 깍지를 끼고, 발은 어깨 넓이로 벌려 지지한다.

② 팔꿈치를 편 상태로 몸통을 좌우로 돌린다.

2) 손의 교정

처음 스윙 연습을 할 때에 첫 훈련은 '똑딱이'입니다. 그립을 만들어주고 볼에 대한 집중력을 높이기 위한 연습입니다. 이때 눈과 손, 클럽헤드와 볼 간의 거리감을 익히게 되고, 이것은 스탠스를 어떻게 서야 하는지를 결정하게 합니다.

스윙할 때 손의 움직임은 '코킹-언코킹-릴리즈-로테이션-코킹'의 과정을 보여줍니다. 이 흐름이 자연스럽게 이루어지면 속도와 파워를 올려주는 손목 릴리즈가 좋아집니다.

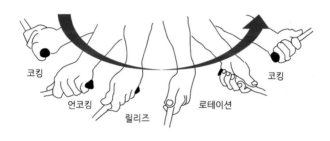

전문용어로 보면 언코킹 자세를 '척골편위' 자세라고 합니다. 코킹동작은 '요골편위'라 하고, 릴리즈 자세는 '척골편위', 로테이션은 '회외'라고 합니다.

① 언코킹

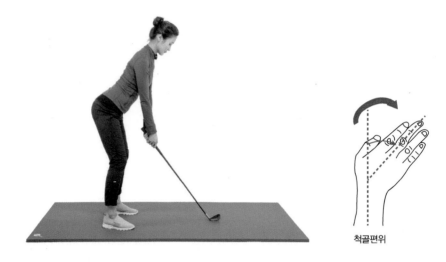

척골편위

② 코킹

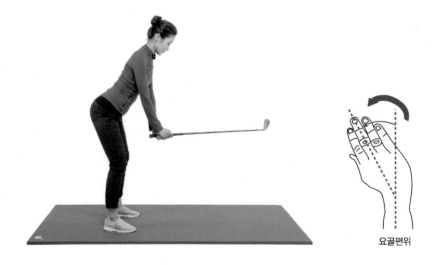

요골편위

③ 로테이션

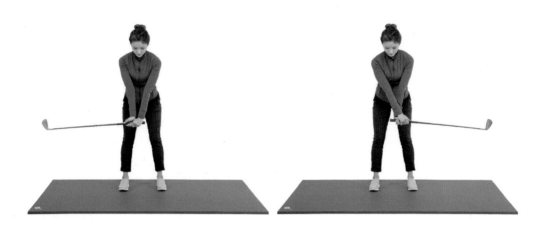

어드레스, 임팩트, 퍼팅에서는 '척골편위'된 자세로 손목을 고정해야 하므로 골프를 오래 할수록 손목은 '척골편위'된 자세가 될 수 있습니다. 척골편위된 손목 자세는 코킹과 로테이션 동작을 방해하여 손목을 효과적으로 쓰지 못하게 합니다. 이 자세는 무지건초염, 손목터널증후군, 손목 디스크 손상을 유발하는 자세이기도 합니다.

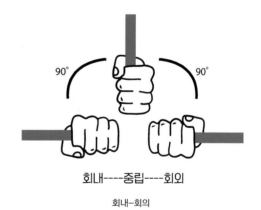

회내----중립----회외

회내-회의

그래서 건강한 스윙과 효과적인 손목릴리즈를 위해서 코킹과 로테이션을 위한 운동을 해주셔야 합니다. 코킹을 안 하면 척골편위된 자세로 손목이 굳어집니다. 로테이션을 하지 않으면 회내손(고릴라손)으로 굳어집니다. 다음은 코킹과 로테이션을 위한 손목운동입니다.

교정 운동(코킹)
골프채를 활용한 요골편위 운동

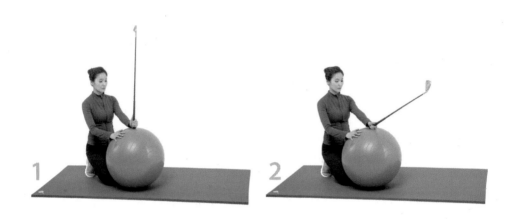

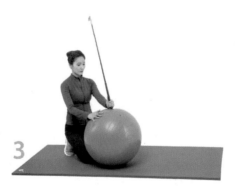

엄지손가락을 펴서 골프채를 잡은 후 몸쪽으로 기울인다.
다시 세웠다가 기울이기를 반복한다.

교정 운동(로테이션)

골프채를 활용한 로테이션 운동

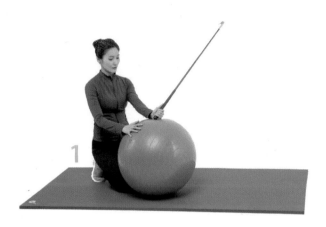

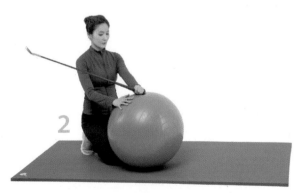

엄지손가락을 펴서 골프채를 잡은 후 바깥쪽으로 기울인다.
다시 세웠다가 안쪽으로 기울인다.
이 과정을 반복한다.

안티에이징(Anti-Aging) vs 프로에이징(Pro-Aging)

예전 사람의 수명이 짧았던 시절에는 '안티에이징'이라는 말이 없었습니다. 열심히 살다가 수명을 다해서 죽는 것을 당연하다 여겼고, 환갑-칠순까지 살면 천수를 누렸다고 했습니다. 그러나 100세 시대가 도래한 요즘은 70세 이후의 30년을 어떻게 살아야 하는지 개인적으로나 사회적으로 이슈가 되고 있습니다. 특히, 늙어서 병치레하는 것을 가장 염려하는 시대 속에서 우리는 살고 있습니다.

이런 염려는 더 확장되어서 노인을 젊은 사람처럼 보이게 하는 시술이나 수술이 발달하게끔 하였고, '어떠한 아름다움도 젊음보다 아름답지는 않다'라는 말이 의미확대 되어서 원래 나이보다 어려 보이면 '아름다운 것'이라는 이상한 분위기가 생겼습니다. '안티에이징'이라는 말에 동의하기가 어렵습니다. 마치 25세 전까지의 젊은 시간에 만들어지는 아름다움을 영원히 보존하려는 듯한 노력은 마치 노화에 대항해서 우리가 꼭 싸워야 하는 느낌을 가지게 합니다.

대신 요즘 등장하는 '프로에이징(pro-agning)'이라는 말에 동의하고 싶습니다. 프로에이징은 나이 드는 모습은 받아들이지만, 나이가 많은 프로답게 자신의 건강 상태를 꾸준히 유지하는 데 의미를 두는 삶의 태도를 말합니다. 프로에이징은 막연하게 어려 보이는 노력이 아닌 실제적인 건강을 위한 노력인 것입니다.

나이가 들면 들수록 유연성과 근력이 저하되고, 이것은 불량자세를 가지도록 하고, 불량 걸음을 유발해 잘 움직이지 않는 라이프 스타일을 만듭니다. 움직임의 양과 질이 떨어지면 내장기관의 능력의 저하가 오고 혈액으로 오고 가는 산소와 영양, 호르몬의 흐름을 원활하지 못하게 합니다. 호르몬의 불균형은 수면부족, 대사이상, 면역력 약화 등을 불러일으켜 우리 몸의 건강을 해칩니다.

이 책에서 강조하는 부분이 '프로에이징'입니다. 자세와 보행을 중요시 여기고, 이를 위한 근력운동과 스트레칭을 삶 속에서 실천하시길 바랍니다. 그렇지 않으면 숨 쉬고, 먹고, 잠자고, 움직이는 모든 삶의 운동성을 방해하여 성장 장해, 불량자세, 만성피로, 통증, 비만, 면역력 약화, 운동성 제한으로 나타나 우리의 삶을 괴롭게 되어 있습니다. **프로에이징은 삶의 모든 시간 속에서 필요 적절한 움직임을 통해서 발휘할 수 있습니다.**

프로에이징의 기본 움직임

호흡	· 횡격막 호흡하기(늑골 뒤측, 아래측) · 상부호흡보조근 사용하지 않기
음식	· 오래 씹어 먹기 · 고단백 식사
걷기	· 무릎과 복숭아뼈가 스치듯이 · 머리 흔들림 적게
운동	· 발목, 엉덩이, 등, 어깨, 손목 스트레칭 · 파워밸런스 운동 · 무산소 운동 후 유산소 운동하기
수면	· 바로 누워서 잠자기 · 7~8시간 잠자기

적절한 양과 질의 음식을 꼭꼭 씹어 먹기, 햇빛을 받으며 충분히 걷기, 일주일에 1~2회 근력운동과 유산소 운동하기, 숙면, 자신의 부적절한 자세와 보행을 바로잡는 스트레칭 하기, 이 모든 과정을 긍정적인 마음으로 생활화하기 등을 통해서 독자 여러분도 프로에이징에 성공하시길 바랍니다.

참고
문헌

· DAVID J. MAGEE, 대한정형도수치료학회 역(2014), 《정형도수치료 진단학》, 현문사
· KIRSTEN GOTZ-NEUMANN, 이현옥 역(2008), 《관찰을 통한 보행분석》, 영문출판사
· 조성연 외(2009), 《키 쑥쑥! 어린이 태권성장체조》, 대경북스
· https://commons.wikimedia.org/wiki/File:2316_Inspiration_and_Expiration.jpg
· https://commons.wikimedia.org/wiki/File:True_ribs_above.png?uselang=ko
· https://www.google.co.kr/search?tbm=isch&q=%EA%BD%89+%EB%81%BC%EB%8A%94+%EC%88%98%E
D%8A%B8&chips=q:%EA%BD%89+%EB%81%BC%EB%8A%94+%EC%88%98%ED%8A%B8,online_chips:
%EB%82%A8%EC%84%B1&sa=X&ved=0ahUKEwikoMiE5LvbAhWGybwKHf3sBIkQ4lYIKCgD&biw=933&
bih=518&dpr=1.8#imgrc=6Ai4L4yoR4OaDM:&spf=1528176208951